100 % Dolto

Groupe Eyrolles
61, bd Saint-Germain
75240 Paris cedex 05

www.editions-eyrolles.com

Dans la même collection :
Viviane Thibaudier, *100 % Jung*

Avec la collaboration de Cécile Potel

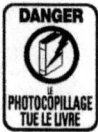

© Groupe Eyrolles, 2011
ISBN : 978-2-212-54989-8

{CONCENTRÉ DE PSY}

Laurence Darcourt

100 % Dolto

EYROLLES

À la mémoire de Nathalie Zaltzman,
celle qui a su m'entendre.

À Léonard.

Table des matières

Introduction

Lorsque Dolto paraît

Françoise Dolto est née le 6 novembre 1908, dans une famille parisienne bourgeoise assez typique de l'époque. L'éducation y est traditionnelle, stricte, le devenir des jeunes filles tracé : se marier, tenir une maison, avoir des enfants. Elle grandit dans cette France tourmentée de la Première Guerre mondiale, où les familles aisées, perdant mari ou fils, n'ont plus de revenus, où d'autres découvrent l'errance et la misère.

Particulièrement sensible à la détresse des veuves de guerre, à la douleur des orphelins, Dolto ne cesse de se battre, contre l'avis de sa mère, pour obtenir le droit de faire des études. Droit qui doit permettre aux femmes de ne plus vivre ces situations désespérées. Elle obtient son bac philo au lycée Molière en juin 1925, elle y choisit la psychanalyse comme matière à option. En 1929, sa mère l'autorise, enfin, à faire des études. Ce sont des études d'infirmière, elle en obtient le diplôme en juin 1930.

À 24 ans, en novembre 1932, elle commence ses études de médecine. Ce qui l'intéresse, c'est la « médecine d'enfants[1] ». Elle veut devenir pédiatre. Parallèlement, elle entreprend

---

1. DOLTO F., *Enfances*, Le Seuil, 1986, p. 53.

en février 1934 une cure psychanalytique avec René Laforgue. Au cours de son année d'externat à Bretonneau, en 1935-1936, on lui propose trois mois de remplacement d'interne des hôpitaux psychiatriques à Maison-Blanche, qui est à ce moment-là un hôpital psychiatrique pour femmes. Elle prépare alors le concours de l'internat des asiles pour lequel elle suit l'enseignement à Sainte-Anne, elle pense très utile ce stage en psychiatrie et l'accepte volontiers. Elle s'installe, vit, travaille trois mois à Maison-Blanche, elle découvre surtout la triste réalité des soins de l'époque. Trois mois qui seront pour elle une terrible expérience de désillusions et de remise en question. Elle est la seule interne pour cinq cents malades : « *On se contente de faire de la médecine de régiment, on ne peut absolument pas essayer de s'intéresser aux malades. Aucun traitement mental n'est tenté, on se contente de l'isolement, de calmants et d'excitants*[1]. »

Face à son désarroi devant les adultes psychotiques, Dolto reprend naturellement son chemin de toujours : « *On ne peut rien faire avec des adultes aussi atteints, c'est trop tard ; c'est avec des enfants qu'il faut travailler, à la prévention des troubles qui font que chez les adultes se déclarent des états mentaux irréversibles*[2]. » Dès lors, deux maîtres mots, prévention et précocité des soins, vont guider celle qui, « *en écoutant les histoires de ces femmes internées, a commencé à sentir qu'elle comprenait ce qui se passait à bas bruit, quand les enfants et les adolescents étaient dérangés pour des raisons psychologiques*[3] ».

---

1. DOLTO F., *Correspondances (1913-1938)*, Hatier, 1991, p. 491.
2. *Enfances*, *op. cit*, p. 60.
3. *Ibid.*, p. 60.

© Groupe Eyrolles

Dolto cesse de préparer l'internat des asiles, continue sa médecine en effectuant tous ses stages d'externe dans des services pour enfants. En mai 1936, elle commence un stage de psychiatrie infantile dans le service du professeur Heuyer, à l'hôpital Vaugirard, l'un des services les plus en vue de l'époque. Elle y rencontre Sophie Morgenstern, première psychiatre à pratiquer la psychanalyse des enfants en France, qui l'initie à cette pratique. Ce stage, si fécond pour Dolto, oriente définitivement sa formation professionnelle et sa carrière.

Sa thèse de médecine, *Psychanalyse et Pédiatrie*, soutenue en juillet 1939, est composée d'une première partie théorique, les germes de sa théorisation future y sont déjà repérables. Cette partie théorique s'appuie sur les concepts freudiens, alors que la connaissance de la psychanalyse n'a pas encore pénétré le monde médical. Une seconde partie consiste en l'exposé de seize observations d'enfants qu'elle a suivis et soignés à l'hôpital général.

Elle utilise, dans cette thèse et dans ses soins, la théorie freudienne pour montrer la place de l'inconscient dans les troubles du développement. Elle repère la trace des conflits affectifs dans les désordres graves de la santé et propose d'utiliser la méthode psychanalytique à des fins prophylactiques et thérapeutiques.

Dolto dédie sa thèse aux pédiatres. Forme de clin d'œil aux médecins de l'époque qui réduisent le symptôme à une maladie organique et la montreront plus ou moins gentiment du doigt : « toquée », « zinzin », « ses dingoteries »… tout un vocabulaire mis en place par la suite, autour d'elle, pour parler de ses prises en charge de patients, singulières et spontanées certes, et pourtant novatrices et efficientes.

En effet, dans les années quarante, la psychanalyse de l'enfant balbutie. Les travaux d'Anna Freud et de Mélanie Klein ne sont pas encore connus, D.W. Winnicott commence tout juste à publier quelques articles.

L'enfant reste assujetti à de vieilles images : il ne comprend pas, ne sait pas, ne souffre pas, on ne lui parle pas. Et si le nourrisson existe, ce n'est qu'en tant qu'être de besoin. Là où les soignants, les éducateurs, les parents ne voient que des troubles organiques, éventuellement de la paresse ou de la bêtise, Dolto perçoit. Elle comprend que l'enfant qui n'a pas encore la parole adresse, par son corps, des signes de souffrance à l'entourage. Quelque chose d'essentiel bascule, rien n'est plus uniquement organique, physique ou physiologique. L'inconscient commence à se laisser deviner là où on ne l'attendait pas.

La recherche de Dolto se tourne vers la psychanalyse précoce, autour de sa conviction sans cesse répétée que l'enfant, dès sa conception, est un être de langage, il ressent, il comprend, il entend, même si nous ne savons pas comment. Il a besoin qu'on lui parle et surtout qu'on lui « parle vrai ». Plus encore que l'on parle « avec ». Cette écoute nouvelle ouvre un espace jusque-là ignoré, sur l'enfant, sur sa souffrance, la souffrance quotidienne, celle de tous les instants, celle que chaque enfant rencontre.

Dolto souligne combien l'enfance, sous l'apparence heureuse du jeu, est aussi l'âge de la solitude la plus profonde, de la vulnérabilité sans ressources, si l'adulte présent et bienveillant ne soutient pas les épreuves et le devenir du petit être. Elle repère cette souffrance, l'entend, la nomme, elle la prend en compte pour la décoder et proposer de nouvelles possibilités thérapeutiques, puis, plus tard, des outils pédagogiques et sociaux.

Étonnamment, avant Dolto, bien que tous les adultes aient été un jour des enfants, l'oubli semble avoir été de mise, les générations se sont succédé sans changement pour les enfants. « *Ce n'est pas moi qui suis en avance, mais mon siècle qui est en retard* », disait-elle, étonnée de faire figure de pionnière par ses propos et par sa pratique.

Elle ne livre pourtant ni plus ni moins qu'une juste mise en mots, une vérité sur ce que chacun sait au plus intime de lui : la condition humaine est douloureuse et cette aventure commence dès la naissance.

Pour progresser, traverser les épreuves universelles ainsi que celles, plus singulières, que chacun risque de subir dans sa vie, il faut dans la relation à un autre trouver du « vivre ». Il faut pouvoir humaniser la souffrance et donc la parler. La parler dans une relation interpsychique, soit une relation où le besoin n'est pas seul en question, où le corps n'est pas seul à primer. Une relation affective faite d'échanges authentiques, où l'enfant n'est perçu ni comme une chose ni comme un simple organisme à nourrir. Une relation de paroles, de mise en mots des manques, des doutes, des douleurs mais aussi des joies et des plaisirs ressentis et partagés. Ce sont ces paroles qui dynamisent et redynamisent le sujet, qui le ressourcent, le construisent, le mettent en lien avec lui-même et avec les autres. Ce sont ces paroles qui l'inscrivent dans la vie. Les mots permettent de vivre, et cela dès la naissance… Comment ne le savions-nous pas ?

Le désir, la demande de l'enfant doivent être entendus, non pour être satisfaits, souvent même au contraire, mais ils doivent être reconnus pour ce qu'ils sont, soit les signes d'une communication que l'enfant recherche. Cette communication appelle une réponse à valeur humaine, une réponse affective et langagière, qui peut dès lors compenser la frustration, permettre de la supporter et même de la dépasser pour sublimer le désir en question (le détourner vers un nouveau but, vers un nouvel objet plus évolué), et pouvoir avancer vers le désir du stade suivant.

Avec Dolto, ce qui change n'est pas la place de l'enfant en tant que telle. Il reste l'enfant de ses parents, il reste un enfant à élever et à éduquer, un enfant à socialiser et à civiliser par les différents échanges intercollectifs. Non, ce qui change, avec Dolto, c'est l'écoute de l'enfant, pour un dialogue à égalité, pour une place humanisée, et humanisante en retour pour la collectivité.

Alors, c'est un statut nouveau : le nouveau-né, le nourrisson, l'enfant sont des êtres de langage, la révolution doltoïenne se situe bel et bien là. La révolution que Dolto nous a apportée, c'est d'être maintenant en mesure d'avoir une compréhension et une connaissance complètes du développement intellectuel, affectif et psychoaffectif de l'enfant dès sa conception. Sa révolution, c'est que par sa certitude, par cette « illumination » que l'enfant est un être de langage, nous comprenons obligatoirement qu'il se construit du croisement du langage avec l'évolution de sa sexualité.

La sexualité est, bien sûr, à entendre au sens psychanalytique du terme. À savoir comment, simultanément, le corps et le psychisme se développent. Comment la découverte de soi et de l'extérieur se fait à partir du développement et de l'évolution des différentes zones érogènes du corps. Ces zones sont des zones de besoin, de désir, de plaisir, de satisfaction, mais aussi des zones de tension, de frustration et d'interdit. D'où le nom de « sexualité » qui est à référer à toutes les parties du corps, principalement aux lieux d'ouvertures du corps : la bouche, les yeux, les oreilles, la peau, des lieux aptes à provoquer du désir, du plaisir. En aucun cas, la sexualité n'est à réduire à la zone génitale. La sexualité, en psychanalyse, est tout ce qui, du corps, est susceptible de créer du plaisir.

Citons en exemple ce que Freud a nommé le stade oral, période de la vie où la zone érogène est la bouche. Le nouveau-né découvre à ce moment-là le monde par l'intermédiaire de sa bouche. Il fait ainsi l'expérience de la satisfaction d'un besoin : se nourrir ; de la satisfaction d'un plaisir : la succion ; de la satisfaction d'un plaisir relationnel et affectif : le corps à corps avec sa mère. Il découvre également la tension de la faim, tension de l'estomac vide mais aussi tension d'un appel à l'autre ; la frustration de la présence de sa mère quand elle ne répond pas, le manque du plaisir de succion quand elle dit non ; et finalement l'interdit total, au moment du sevrage, du plaisir possible sous cette forme-là.

C'est par son ouverture sur l'enfant, par la découverte de ce qu'il est, qu'il nous est aujourd'hui permis, avec et après Dolto, d'accéder à cette connaissance, qui demeurait il y a peu encore dans l'ombre ; de rejoindre aussi l'enfant en chacun de nous.

Chapitre 1

Françoise Dolto
à la rencontre de l'enfant

Le regard et l'écoute de Dolto

« *Quelque chose a peut-être changé dans la conception de l'enfant, à partir du moment où le regard de la psychanalyse s'est posé sur les très petits sans limitation d'âge*[1]. »

Si, avec la psychanalyse, Freud a découvert les processus inconscients chez l'être humain, Françoise Dolto, par la pratique de l'écoute de l'inconscient, a découvert l'enfant. Son orientation de prévention, son travail de connaissance et de reconnaissance de l'enfant font d'elle une personnalité de la psychanalyse indissociable de l'évolution de la conception de l'enfant au cours du XXe siècle.

Dans les services hospitaliers pour enfants tels que celui où Dolto exerce, dans les années cinquante, tous les troubles sont présents, toutes les pathologies sont mélangées. Dolto, pédiatre, reçoit des enfants asthmatiques, énurétiques, phobiques, eczémateux, des enfants agressifs, d'autres dont le développement s'est arrêté, d'autres encore en échec scolaire, dits débiles ou idiots. Loin du regard médical

---

1. DOLTO F., *La cause des enfants*, Le Livre de Poche, 1986, p. 211.

traditionnel, elle retient des éléments que personne jusque-là ne prend en compte. Elle écoute, certaine que ces symptômes ont un sens, un sens autre que biologique, un sens qui n'a jamais été perçu, ni compris pour ce qu'il est. Elle établit alors des liens auxquels personne n'avait pensé avant elle entre le corps, l'inconscient et le langage.

Totalement ouverte à ce qu'elle voit, elle appréhende l'enfant sous un regard nouveau et découvre que :

- le comportement, le dérangement physiologique, l'équilibre des besoins sont chacun un langage, un langage à interpréter ;
- l'enfant est indissociable de sa famille et des liens précoces qu'il tisse ;
- par sa maladie ou son symptôme, il peut dévoiler les souffrances inconscientes de ses parents, voire de sa famille : être hyperactif pour tenir en éveil sa mère dépressive, ne pas investir sa scolarité pour ne pas dépasser son frère en échec, par exemple ;
- il peut exprimer par ses symptômes ce qui est resté noué dans les générations précédentes, sans que les parents puissent même s'en douter : un traumatisme chez une de ses grands-mères, un secret de famille, par exemple ;
- il peut souffrir de ce qui ne lui est pas dit, surtout lorsqu'il s'agit de ses origines : lorsqu'il est né hors mariage et que sa mère en a souffert, lorsqu'il est le fruit d'un viol, d'un inceste, ou s'il a été adopté ;
- les conflits affectifs, avec ses parents ou entre ses proches, peuvent entraîner chez lui des troubles graves de la santé.

Là où la thérapeutique médicale habituelle reste inefficace, Dolto entend, accepte d'entendre devrions-nous dire, reconnaît qu'elle entend et ose dire. Sa consultation en pédiatrie prend une allure particulière et innovante. En effet, à cette époque-là, un médecin parle seulement aux parents, jamais à l'enfant. Dolto, au contraire, s'adresse à l'enfant, à ses parents en détresse, elle pose des questions inattendues, en reçoit les réponses et décode avec l'enfant, ainsi qu'avec ceux qui s'occupent de lui, ce dont parle la maladie.

Qui souffre ? De quelle manière ? Depuis quand ? Qu'est-ce qui se répète ? Qu'est-ce qui n'est pas dit ? Où se noue vraiment le malaise qui s'exprime ainsi ?

> Léa n'a que huit mois lorsque ses parents viennent ensemble consulter pour elle. Ce bébé est régulièrement hospitalisé depuis l'âge de quatre mois, pour une anorexie sévère. Au cours de l'entretien, les parents expriment leurs angoisses face aux hospitalisations qui obligent à des séparations douloureuses pour chacun. La mère, spontanément, parle de la naissance de Léa. Elle n'a pas ressenti de sentiment de perte lors de son accouchement : « Comme si Léa était encore dans mon ventre », dit-elle. Au décours de la séance et les jours suivants, la séparation psychique qui n'avait pas eu lieu pour la mère se met en place. Léa, qui imaginairement était restée *in utero*, a pu ainsi découvrir le mode d'alimentation de son âge réel.

Dolto est attentive à l'enfant, bien plus qu'à ses symptômes, point d'ancrage du regard médical de cette époque. Alors, elle observe l'enfant dans ses gestes et déplacements, elle remarque ses expressions, ses réactions émotionnelles, ses capacités relationnelles, ses silences et, pourquoi pas, jusqu'à sa physionomie qui la renseigne sur l'indicible. Elle se sert aussi de ce qu'elle voit du corps et qui n'est pas présenté en lien avec la maladie ou le malaise en question. Il n'y a pas seulement des paroles à recevoir, elle écoute avec les yeux, elle écoute derrière les mots.

Elle sait qu'il y a de l'inconscient. Elle sait que le corps dit quelque chose de cet inconscient, quelque chose qui ne peut s'exprimer autrement.

Elle comprend que ce qui importe, ce ne sont pas les faits eux-mêmes ou les événements, mais la façon dont ils ont été ressentis, leur impact imaginaire, leurs résonances psychiques et affectives sur l'enfant et ses parents. Elle voit que chaque membre d'une même famille, par exemple, aura vécu à sa manière une situation pourtant commune à l'ensemble et qu'il se peut qu'un seul enfant en soit malade.

Au pourquoi s'ajoute le « comment ». Il y a une souffrance à écouter pour que viennent les mots là où ne venaient que symptômes, certes, mais il faut aussi saisir la dynamique qui a produit cette souffrance dans la vie du sujet. Comment s'est constitué ce qui rend malade ?

De façon peu habituelle, des parents prennent rendez-vous pour l'ensemble de leur petite famille. Il y a trop de conflits entre les deux enfants, deux fils respectivement âgés de onze et quinze ans. La mère ainsi que le père sont épuisés par les tensions quotidiennes. Ils n'arrivent pas à réinstaller la paix chez eux. Au premier entretien, tous ont une plainte, tous ont des reproches à faire aux autres. De séance en séance, la problématique s'affine : d'abord familiale puis plus individuelle. Des « clans » se dévoilent. Les trois garçons contre la mère, le plus petit isolé face aux trois grands, le père parfois en position de frère de ses enfants, laissant à la mère seule le rôle parental ; ainsi, dans les moments familiaux et dans les échanges, un des membres de la famille se sent systématiquement exclu par rapport aux autres. Le travail s'est fait de l'écoute et de la compréhension du malaise de chacun. La parole respectée et prise en compte est devenue réunifiante pour cette famille, alors que, par l'hostilité, chaque enfant cherchait sa place.

Voilà ce qui mobilise Dolto et la rend novatrice : la recherche du sens des troubles qu'on lui présente, base fondatrice de sa pratique très singulière. La suite en est logique : seule une parole vraie sur l'histoire de l'enfant, sur ses origines, sur un décès, sur la séparation des parents ou sur toute autre difficulté rencontrée, seule cette parole produite par ce travail d'écoute et d'élucidation du langage inconscient peut rendre à l'enfant sa dynamique de sujet rasséréné, l'aider à grandir et à retrouver sa place au sein de sa famille.

« *Si le langage obscur de l'inconscient, qui réunit tous les êtres humains, qui les associe, qui les structure, qui les tisse les uns aux autres n'est pas dit, c'est le corps qui parle ce langage*[1]. »

Par cette écoute, Dolto nous fait entendre les enfants, mais aussi la force des liens entre ceux-ci et leurs parents, la force de la communication et du langage, l'intensité du désir qui anime chaque être, y compris par la manifestation de symptômes. Elle a, à ce moment-là déjà, l'intuition de l'existence de l'enfant en tant que personne à part entière.

---

1. *La cause des enfants, op. cit.*, p. 268.

L'enfant, sujet à part entière

« Dès sa naissance, le petit être humain est déjà lui-même entière-ment, mais sous une forme où tout est en advenir [1]*. »*

Il n'existe, pour Dolto aucune différence de nature entre l'embryon, l'*infans* (le tout-petit qui ne parle pas), l'enfant et l'adulte. Ce sont des états qui se succèdent, qui rassemblent le sujet, le corps et ses représentations psychiques – le temps de la vie – dans la fonction de langage (fonction symbolique) qui réunit tous les humains.

Au cours de sa vie, le sujet ne change pas. Ce sont ses rapports avec lui-même et avec les autres qui évoluent et cela à travers les grandes étapes de son développement.

Bien sûr, c'est la façon d'organiser ces rapports, au moment du franchissement de ces étapes, qui sera déterminante pour son devenir. Ce sujet va-t-il se développer, s'enrichir, s'épanouir ou au contraire se bloquer, se rétrécir, se figer ?

D'emblée, Dolto pose les bases qui sont issues de ce que lui apprend la psychanalyse avec les enfants. Fondements éthiques et théoriques, mais aussi fondements de l'être humain et de l'humanité. L'embryon n'est pas un organisme, il n'est pas un amas de cellules, pas un animal non plus, mais un être « promis à la parole », en lien constant avec la parole de ceux qui l'ont conçu.

« Il faut donc le considérer dans son advenir et faire confiance à l'adulte qu'il vise à devenir [2]*. »*

---

1. *Ibid.*, p. 272.
2. *Ibid.*, p. 289.

Avec Dolto, la toute première révolution, c'est d'annoncer que l'enfant est un sujet à part entière. Jusque-là, l'enfant n'est pensé qu'en tant qu'être inférieur, malhabile, faible, un être sans intérêt ; l'objectif qui le concerne est surtout de le dresser, de le conformer.

Dolto donne un statut à l'enfant : il est sujet et entièrement sujet. Cela transforme, de fait, le rapport que quiconque peut avoir à l'enfant. Car il en découle naturellement que celui-ci a des droits, au même titre que l'adulte.

Mais l'enfant est en devenir, en construction, donc plus fragile. Alors il mérite encore plus de respect et d'attention que l'adulte. Face à cette immaturité de naissance commune à tous, quelqu'un a des devoirs vitaux envers lui. Pour Dolto, ce sont ses parents, en tout premier lieu, qui ont ces devoirs. Et d'abord, le devoir de l'accompagner pour qu'il puisse devenir adulte.

La nouveauté dans les paroles de Dolto, c'est que ce futur adulte doit être conforme au sujet singulier qu'il était en venant au monde. Il ne s'agit pas qu'il évolue en accord avec une norme, conformément au désir de ses parents, ou pis encore, en fonction de critères aléatoires sociaux ou historiques. L'enfant doit pouvoir rester en harmonie avec lui-même, avec ce qu'il est profondément depuis toujours, dans sa richesse et son inventivité personnelles.

Le sujet est là, entièrement, en chacun, absolument unique.

« On fait un discours sur l'enfant alors que chaque enfant est absolument dissemblable et différent des autres[1]. »

---

1. *Ibid.*, p. 122.

Tous les enfants ont tout en eux en naissant, mais ils ne peuvent le mobiliser seuls. Alors, accompagner l'enfant, c'est le respecter dans ce qu'il est, c'est tenir compte précisément de ses spécificités et, plus encore, c'est lui donner les moyens de développer ses spécificités et potentialités.

L'enfant a donc besoin de l'adulte, qui se doit d'être présent, dans ce respect de lui et qui doit, de surcroît, l'informer de la valeur de son être : « *Nous avons une valeur en tant que nous sommes par les paroles qui nous sont dites*[1]. » « Tiens, voilà ta grand-mère, c'est la maman de ton papa, tu as les mêmes yeux qu'elle », « Toi, tu es un garçon, quand tu seras grand tu seras un homme comme ton père », « Comme tu es agile de tes mains, regarde, tu réussis tout ce que tu fais » sont autant de mots qui renseignent l'enfant sur ce qu'il est.

Car sans cette information sur lui-même, l'enfant ne peut prendre conscience de sa valeur, il ne peut donc s'accorder cette valeur. Or cette connaissance est pour l'enfant le soutien indispensable, vital même, pour progresser en fonction de l'éthique humaine, ainsi que pour rester sur le chemin qui est le sien.

Combien d'enfants ont-ils réellement eu des mots sur leur propre valeur ?

Il y a eu des mots, parfois, sur la valeur que les parents accordent aux bonnes notes, à la chambre bien rangée ou à l'acceptation de la discipline, mais y a-t-il eu des mots sur la valeur créatrice, nouvelle, unique de cet enfant-là précisé-

---

1. DOLTO F. et LÉVY D.-M., *Parler juste aux enfants*, Mercure de France, 2002, p. 29.

ment ? Y a-t-il eu des mots sur ce qu'il apporte, sur les plaisirs qu'apportent sa présence et ses relations avec les autres membres de la famille ? Pourtant, sans cette information sur lui-même, l'enfant se ressent comme il est par la taille de son corps vis-à-vis de l'adulte ; il se sent petit, démuni, seul, sans moyen pour avancer. Au lieu de se sentir fort de son « advenir », il se sent faible et impuissant.

Que l'enfant soit sujet dès sa naissance, sujet unique et singulier, insiste sur ce qui avant Dolto relève de l'impensable, de l'irreprésentable : l'enfant a, de naissance, droit à une éducation au sens plein du terme. Une éducation qui tient compte justement de « qui » elle éduque.

Une telle éducation est une éducation « humanisante » et respectueuse de chacun, cela signifie qu'elle permet par les échanges langagiers et affectifs, quotidiens et vivifiants, que l'enfant se sente humain respecté parmi les humains à respecter. Cette éducation lui donne accès à l'ordre symbolique que produit en chacun de nous le langage. L'enfant peut alors se découvrir tel qu'il est, découvrir les autres tels qu'ils sont et comprendre puis intérioriser les places, les rôles, les droits de chacun ainsi que les interdits auxquels chaque humain se confronte.

Mais qu'on ne s'y trompe pas, nous ne sommes pas du tout dans du pur éducatif, Dolto reste bel et bien dans un cadre psychanalytique. Le tout premier objectif, su ou insu, de chaque parent est d'humaniser son enfant. Il s'agit de le conduire sur les chemins de la civilisation. C'est sur cette éducation qu'insiste Dolto : « comment l'on devient un être humain ». L'autre éducation culturelle et sociale vient après ce fondement.

C'est cette éducation « humanisante », respectueuse, soutenue par l'affection nécessaire dont l'enfant a besoin, qui fait partie des devoirs que l'adulte a envers lui, pour l'aider à traverser les épreuves qui l'attendent. Et principalement les épreuves obligatoires qui structurent son psychisme et son identité sexuée (voir le chapitre 5 sur les différentes castrations, page 61). Sans ces épreuves, l'être humain ne s'humanise pas.

« La sexuation et la sexualité, c'est ce qui enracine l'identité d'un être dans son corps[1]*. »*

Pour que ces épreuves s'avèrent structurantes, et sainement structurantes, l'enfant a d'abord un absolu besoin de sécurité. Il doit pouvoir s'appuyer sur une *continuité* qu'il reconnaît peu à peu. Cette sécurité ne peut lui être donnée que par une personne qui l'aime, qui s'intéresse à lui, qui attend de lui et suscite en lui des avancées quotidiennes. Un enfant dont on n'attend rien ne peut dynamiser seul son énergie vitale, pourtant présente. Il faut un médiateur humain à l'humain, pour qu'il devienne humain.

L'enfant avec Dolto a donc droit à une éducation humanisante, respectueuse de lui, sécurisée et sécurisante. Ce droit se corrèle à un droit psychiquement vital : celui d'être écouté dans ses désirs. Il garantit à l'enfant son « être au monde », unique, prometteur et créateur. Pour l'enfant, être écouté dans ses désirs, c'est la possibilité d'être reconnu, respecté et aimé pour ce qu'il est, tel qu'il est.

---

1. *Parler juste aux enfants, op. cit.*, p. 29.

Les désirs en question sont ceux que tous les êtres humains partagent. Il y a les désirs relationnels – vouloir être avec sa mère, ou au contraire jouer avec les autres enfants –, les désirs fonctionnels du corps – avoir faim, être fatigué –, les désirs émotionnels et affectifs – être heureux ou triste, rassuré ou inquiet – ; mais également les désirs au sens plus personnel : comment, sous quelle forme « ça » désire en chacun ? Comment ce bébé-là aime-t-il être porté ? Préfère-t-il être contre sa mère, par exemple, ou tourné vers l'extérieur ?

C'est cela dont nous parle Dolto : si l'enfant est écouté dans ses désirs, désirs spécifiques avérés comme tels et estimés comme tels, il apprend sa spécificité. Il reçoit en retour la force de savoir qui il est et comprend la puissance qu'il doit mettre en œuvre pour le devenir. C'est cela, le reconnaître sujet. Sujet avec ses désirs, sujet de ses désirs.

Mais un malentendu guette. Écouter les désirs de l'enfant signifie « être à l'écoute » : ne pas limiter ses perceptions sur l'enfant, ne pas le prendre pour un autre ou pour ce qu'il n'est pas. Il ne s'agit pas, par exemple, d'inscrire notre fille à un cours de danse parce que nous l'avons été nous-mêmes ou parce que sa sœur y est déjà... Et si elle préférait un sport plus agressif ?

Écouter les désirs de l'enfant, ce n'est ni lui donner tous les droits, ni satisfaire à tous ses désirs. Non, il s'agit seulement de savoir où en est l'enfant afin de lui permettre ce qui peut être permis, afin de lui interdire ce qui doit être interdit ; et cela, par une parole recevable, donc fiable, aimante et accordée à son niveau du moment. Ainsi entendu, l'enfant peut conserver la puissance de son désir, tout en ne cherchant plus à le satisfaire sous la forme qu'il attendait, il peut avancer vers l'épreuve suivante. Épreuve qui l'ouvre, toujours, sur une plus grande connaissance de lui, des autres et du monde qui l'entoure.

« Le désir est une surprise qui révèle à chacun une part inconnue de soi[1]. »

À l'inverse, nous savons que, s'il n'est pas écouté ou respecté dans ses désirs, l'enfant ne peut s'orienter vers le chemin qui est le sien, il reste en arrière, en attente d'une satisfaction qui ne sera plus donnée, sans avoir pu élaborer les moyens nécessaires à son renoncement. De même, supposons qu'un renoncement soit demandé trop tôt. Cela aura pour effet, la plupart du temps, de gauchir ou de transformer le sens et la raison pour lesquels ce renoncement est demandé, et donc de compliquer sa résolution. L'enfant ne peut s'y retrouver ni comprendre ce qui est attendu de lui, puisqu'il n'est pas encore là, ni dans son corps ni dans la relation à l'autre.

Il était autrefois courant de présenter le pot à l'enfant, très tôt, bien plus tôt que ne le lui permettait sa maturation neurologique. La lourde contrainte des couches lavées à la main ne laissait pas aux mères la possibilité de prendre en compte la réalité physique de leurs enfants. Aujourd'hui toute mère perçoit, après l'acquisition de la marche, ce moment où son enfant jouant, déambulant, s'arrête et se concentre. Parfois même il regarde entre ses jambes. Il sent, il ressent ce qui se passe en lui. S'il commence à faire le lien

---

1. *La cause des enfants, op. cit.*, p. 348.

entre l'envie de « faire pipi » et le moment où « ça fait pipi », il n'est pourtant pas encore apte à « maîtriser ».

Marjorie a aussi remarqué cela chez son petit Théo. Elle imagine que son fils, qui est à l'aise pour de nombreuses choses, lui fait signe, l'appelle, lui dit qu'il veut aller sur le pot. Elle imagine mais anticipe sur les capacités de Théo, qui n'a que seize mois. Elle lui demande maintenant de faire « comme les grands », d'aller aux toilettes pour ses besoins, où elle a placé un pot. Assez vite, ce moment devient conflictuel entre eux. Marjorie guette et s'énerve, interprétant l'attitude de son fils comme un refus. Mais Théo n'est absolument pas en mesure de répondre à la demande de propreté de sa mère. Le désir pris en compte ici est celui de Marjorie, elle souhaite trop vite faire grandir son enfant et ne tient pas compte de son réel développement. Théo n'en est qu'à l'étape du plaisir dit urétral, pas à celle du contrôle possible de ses sphincters. Il ne peut de ce fait comprendre ce que sa mère attend de lui, il ne peut non plus lui répondre. Si une demande, même banale, est décalée par rapport aux possibilités de l'enfant, c'est un malentendu préjudiciable qui risque de se mettre en place pour l'enfant, pour sa mère ou pour leur relation.

« *L'enfant est une procréation, il ne devient l'œuvre du couple que s'il y a eu éducation, et cette éducation c'est le langage des valeurs des choses donné par le comportement et les mots justes*[1]. »

Retenons alors, avec Dolto, que l'enfant sujet à part entière doit être éduqué, qu'il est question de l'unicité qui existe pour tout un chacun, et ce, dès la naissance, que cette unicité doit être reconnue et valorisée pour ce qu'elle est.

---

1. *Parler juste aux enfants*, *op. cit.*, p. 28.

Soit un énorme potentiel de créativité et d'imagination. Ainsi soutenu, chacun parvient à orienter son histoire dans le sens qui est le sien, avec le sens que cela prend pour lui.

L'être qui naît n'est donc jamais un être à modeler, il n'est pas à contrer dans ses initiatives ni à détourner de ce qu'il est ; il est à éduquer en accord avec les lois humaines et civi-lisatrices. L'être qui naît est un être à élever.

Et élever, « c'est permettre que l'enfant puisse un jour être plus haut que ses parents ». La tâche des parents serait-elle là ?

Plus haut, ne serait-ce pas, tout simplement, laisser l'enfant être acteur de sa propre vie, tout en le soutenant pour qu'il devienne responsable et singulier, tout en le laissant croire en ses capacités de futur adulte ?

Voilà le double projet que nous présente Françoise Dolto : un projet de psychanalyste et de citoyenne.

Chapitre 2

Tout risquer pour découvrir son désir

L'enfant : sujet de désir

« *Trois désirs, un instant conjoint, se font chair en devenir*[1]. »

La notion de « désir » occupe une place fondamentale dans l'œuvre théorique de Françoise Dolto. Cette notion organise non seulement toute sa pensée éthique sur l'être humain, mais aussi sa position concernant le psychanalyste et ses patients, y compris lorsque ceux-ci sont des enfants.

En avril 1972, elle présente une part de sa recherche à la Société de philosophie sous le titre *Au jeu du désir, les dés sont pipés et les cartes truquées*. Elle en publiera en 1981 une version remaniée et complétée sous le titre *Au jeu du désir*.

En psychanalyse, le sujet est un terme utilisé pour distinguer la personne biologique du moi, qui sont l'un et l'autre relatifs à ce que l'on connaît de soi, qui sont corporels et conscients. Le sujet n'est ni le « moi » ni le « je » de la grammaire. Le sujet, pour Freud, est confronté au problème

---

1. DOLTO F., *Solitude*, Vertiges du Nord-Carrère, 1987, p. 438.

de la pulsion. La pulsion se manifeste sous la forme d'une tension qui prend sa source dans une zone du corps. Le but de la pulsion est de supprimer l'état de tension grâce à un objet qui lui apporte satisfaction. Au fur et à mesure de son développement, le sujet se trouve face à des interdits successifs qui l'obligent à transformer le mode premier de satisfaction de la pulsion.

Par exemple, lorsque le nourrisson a faim, il pleure, il crie, mais la mère n'apparaît jamais systématiquement d'emblée. Cette répétition de non-satisfaction introduit l'enfant à la dimension du désir. Ainsi, l'enfant continue à appeler pour satisfaire sa pulsion orale : la faim, la succion mais il attend davantage que la nourriture. Au-delà de la faim, il appelle la mère par désir de sa présence.

Par la suite, le sein (ou le biberon) tout comme le corps à corps avec sa mère lui seront interdits ; le désir de l'enfant, selon la façon singulière qu'il aura de vivre cet interdit, évoluera pour ouvrir à une autre possibilité relationnelle. La mère est physiquement moins proche, elle est moins accessible, il faudra maintenant l'appeler. Il faut transformer les cris qui la faisaient venir en langage plus évolué. Ce sont les premiers babillements, ils sont un appel à l'autre et non plus appel à la fusion. L'enfant, par ce processus essentiel, devient alors sujet de son désir, désir qui se situe au-delà du besoin et dont les effets, dans son rapport à sa mère et aux autres, sont inconscients.

Mais l'acception de ce « sujet » n'est pas réellement uniformisée en psychanalyse. Dolto, pour sa part, se réclame de Freud : « *Je dois l'essentiel de ma théorie à Freud, et le reste, je l'ai découvert avec les enfants dont je me suis occupée*[1]. »

Pour Dolto, le sujet, c'est le sujet du désir, le sujet trouve son origine dans le désir. Il préexiste, il est déjà là. L'existence même d'un être humain est la manifestation de son désir inconscient. Il n'y a pas de psychanalyse, ni de psychanalyste d'enfant, dit-elle, si l'on n'est pas animé par cette conviction que l'enfant, déjà et dès la vie fœtale, est sujet et plus, sujet de son propre désir. Le travail du psychanalyste, c'est de permettre au sujet de découvrir ses désirs – derrière les souffrances d'un patient, il y a toujours un désir inconscient en attente de satisfaction qui n'a su trouver sa voie – ; c'est lui donner aussi la possibilité de mettre en œuvre tous les moyens pour qu'il puisse résoudre les conflits issus de ses désirs inconscients – le travail thérapeutique doit donner accès aux désirs inconscients, les reconnaître mais également ment réaménager leurs issues.

Pour Dolto, le sujet est d'emblée présent dans le désir de vivre. C'est ce désir de vivre qui lui permet de s'incarner, qui est la condition même de ce vivre.

---

1. DOLTO F., WINTER J.-P., *Les images, les mots, le corps*, Gallimard, 2002, p. 39.

Désir, corps et langage

La grande interrogation de Dolto concernant le sujet est de savoir comment il va « prendre corps ».

« Tout être humain est, dès son origine, dès sa conception, lui-même source autonome de désir. Son apparition vivante au monde est symbolique, en elle-même, du désir autonome de s'assumer[1]. »

Son hypothèse, qui devient pour elle une certitude, est que la naissance est la rencontre de trois désirs : celui de ses deux parents et le sien. Cette rencontre est absolument nécessaire pour que le sujet prenne corps, s'incarne par sa conception.

« L'être humain est incarnation symbolique de trois désirs, celui de son père, celui de sa mère, et le sien, en tant que tous trois êtres de langage[2]. »

Le sujet s'incarne dès les premières cellules qui constituent l'embryon et est promis à la parole. Il est dans une filiation langagière et symbolique. Il s'agit donc du sujet inconscient, pris dans son corps, désirant dès sa conception, il désire vivre et il est inscrit dans le langage.

Dolto le reconnaît, *« nous ne savons où est ce sujet »*, mais pour que le sujet s'incarne il faut qu'il y ait du désir, désir de « prendre chair », dit-elle.

Le désir, c'est ce qui organise tout le vécu, toute la construction de l'*infans* et de l'enfant, dans sa relation à la vie, ainsi

1. DOLTO F., *Le cas Dominique*, Le Seuil, coll. Points Essais, 1974, p. 198.
2. *Ibid.*, p. 199.

© Groupe Eyrolles

que dans sa relation au premier autre, soit le plus souvent sa mère.

En effet, dès sa conception, l'être humain pour Dolto, malgré son impuissance originelle, est un être tendu vers la communication. C'est cette communication avant tout qui assure sa continuité d'être, et donc le maintien de sa vie. Il s'agit d'une communication interpsychique qui utilise le corps comme médiateur. Tout observateur a pu voir combien, dès la naissance, le nouveau-né, bien que ne maîtrisant pas son corps, émet et reçoit par celui-ci tous les signaux nécessaires à l'intercompréhension avec sa mère.

Il y a donc une condition pour vivre : le désir, et une condition également désirante pour le maintien de la vie : la communication. Il s'agit, pour ainsi dire, d'une dimension de mystère non éclairci, peut-être même non élucidable, et qui pour Dolto fonde pourtant l'individu.

Il est capital de comprendre que, chez l'être humain, le désir dépasse le besoin. Cela vient témoigner de la présence de la fonction symbolique qui est le langage, commune à tous les humains. Le désir, c'est l'inscription de l'humain dans l'ordre symbolique, ordre que la parole et la loi humaine structurent. Le besoin, lui, serait du « pur corps », tandis que le désir serait du langage. Or, aucun humain ne peut vivre hors de cette rencontre corps-désir-langage.

C'est grâce à son expérience clinique (voir chapitre 1, page 9 *et sq*) que Dolto a pu mettre en évidence cette dimension essentielle du désir, qui caractérise et spécifie l'être humain, en le dégageant du seul besoin. Cette expérience clinique lui a d'abord montré les désordres qui peuvent s'ensuivre si le désir n'est pas repéré pour ce qu'il est, s'il est malmené, détourné, voire humilié. Elle en a ensuite tiré les conclusions théoriques, y compris pour comprendre et mettre à jour les connaissances sur le développement psychique de l'enfant.

Et si elle s'intéresse aux tout-petits, au début de la vie, c'est parce que c'est là que l'on s'aperçoit que « les dés sont pipés ».

Car le tout-petit ne grandit pas uniquement de la satisfaction de ses besoins, il est indispensable que ceux-ci soient complétés par la prise en compte de ses désirs, désirs qui sont avant tout relationnels. Supposons que la satisfaction des besoins de l'enfant ait lieu sans paroles, sans paroles qui l'humanisent. Ses capacités de communication peuvent petit à petit s'éteindre. L'enfant reste alors en relation, non plus avec sa mère, mais avec des sonorités, certaines venant de l'extérieur, d'autres venant de son corps ; ou bien en relation avec ses propres sensations tactiles, visuelles. C'est-à-dire des perceptions qui sont dissociées de références humaines, et qui le laissent seul dans un monde sensoriel qui ne prend pas sens. Pour un enfant, il faut une présence parlée, il faut la mère avec des paroles, pour qu'apparaisse le sens de ce qui est éprouvé et vécu, pour que le désir puisse maintenir son évolution.

Cela est vrai, bien sûr, à tous les âges de la petite enfance. Chacun de ces âges attend des réponses relationnelles en accord avec le moment dont il est question, en accord avec le désir de ce moment. Désir de prendre chair, désir de rester en vie, désir de se déplacer, de s'autonomiser…

Prenons la période du sein ou du biberon. À cet âge, il s'agit de téter pour rester en vie, mais il s'agit tout autant de découvrir la personne qui nourrit, ses mots et l'affection qu'elle donne. La bouche n'est jamais seulement une bouche à nourrir, elle est en même temps une zone érogène, une zone de désir, de plaisir, de rejet. La bouche peut accepter ou refuser de recevoir si le lien à celui qui nourrit ne donne pas quelque chose en plus que des aliments pour le corps. Ce quelque chose en plus constitue cet au-delà du corps, cet au-delà du besoin, cette dialectique du désir. Spécificité complexe chez l'humain qui peut s'épanouir grâce à elle, mais aussi se rendre malade à cause d'elle, suivant la façon dont se structureront ensemble l'intelligence, le corps, le cœur et le langage.

Prenons maintenant les cris de l'enfant, ses appels. Ils sont une demande, mais ils peuvent aussi être l'expression d'un malaise. En tous les cas, ils sont la manifestation de la vie et tout autant affirmation du désir. Quelque chose comme : « Je suis là, je ressens, je veux en dire quelque chose. » Ce désir est à entendre comme représentant l'enfant, il n'est pas à interpréter par le biais du désir de sa mère ou de celui de son père qui eux, vivent aussi leurs propres désirs. Mais si les cris de l'enfant ne sont pas entendus par rapport à lui ou s'ils sont réprimés, l'enfant fléchit. Il est alors « dérythmé » quant à son désir, il est atteint parfois jusque dans le mode d'expression de sa propre vie. Plus tard, lorsqu'un désir similaire se manifestera de nouveau pour lui, il se souviendra du risque et choisira, éventuellement, l'inhibition de son désir.

Si par exemple un nourrisson appelle par désir de communication, si sa mère ne lui répond qu'en cherchant à le nourrir, il peut très bien, compte tenu de la confusion de sa mère, ne plus s'exprimer lorsqu'il a envie de sa présence. Mais il peut également ne plus appeler lorsqu'il a faim. La confusion de sa mère ayant induit chez lui une propre confusion de son désir.

L'incarnation désirante que Dolto met en avant fait de chaque être humain un être responsable, un être apte à s'assumer dans sa condition humaine qui est une condition d'interéchanges avec les autres.

« Le désir de vivre est la responsabilité de chacun de nous[1]. »

Dolto, par cette conception du désir, s'autorise à mettre l'enfant à égalité avec l'adulte, à égalité de désirs. Les désirs de l'enfant ont autant de valeur que ceux de l'adulte. Ils sont donc à respecter comme représentants de l'être qui est là.

L'enfant est, de même, à égalité de désirs avec l'adulte en tant qu'autonome et responsable de son désir, bien qu'immature par son corps ; à égalité aussi devant la fonction symbolique, en tant que désirant communiquer et vivant de cette communication.

Et c'est cela le langage. Avant le langage parlé, le sujet existe, dans et par le relationnel. Avant la parole, l'enfant est déjà dans le langage où tout fait sens et d'où se construit le sujet.

---

1. *Les images, les mots, le corps, op. cit.*, p. 104.

Chapitre 3

La fonction symbolique, le langage

L'enfant d'emblée dans le langage, dans la fonction symbolique

En psychanalyse, la fonction symbolique est une fonction complexe, car elle est en partie consciente et en partie inconsciente. Elle est le résultat de l'entrée de l'individu dans le langage qui, dès lors, détermine ses liens aux autres. Le sujet est d'abord le sujet habité par ce langage. Le symbole vient toujours à la place d'un objet manquant. Par exemple, l'enfant appelle du fait de sa détresse liée à son immaturité physique ; ses cris sont symboles de son manque à être. La réponse ou la non-réponse de la mère deviendra symbole de sa présence ou de son absence. C'est dans cette dialectique que se réalise l'intégration de la dimension symbolique du langage pour l'individu.

Pour Dolto, la fonction symbolique est fondatrice de l'être humain, elle en est même la spécificité : « *Les humains naissent et vivent du langage, ça ne peut pas ne pas communiquer.* » Le *symbolique* pour Dolto, c'est ce qui relève de la loi de l'espèce humaine, il n'y a pas d'être humain qui ne soit marqué par le langage.

« *Le corps d'un petit est tellement l'objet de soins maternants, qu'on en oublie qu'il est sujet*[1]. »

Autrement dit, il y a tant de choses à faire pour un petit, compte tenu de sa totale dépendance, il est facile de faire en fonction de soi et en silence, plutôt qu'en fonction de lui et en paroles. Les parents, occupés par les soins du corps, risquent d'oublier les mots qui vont avec.

En effet, nous explique Dolto, de façon inconsciente et mise en œuvre dans le corps, tout autant que par le corps, la fonction symbolique est présente dans tous les processus vitaux chez l'être humain. Par essence même, le nouveau-né est un être de langage.

C'est une thèse cruciale pour elle : le moindre des échanges biologiques, fonctionnels ou physiologiques est relié à la vie émotionnelle, affective, psychologique. Il est étroitement uni à la représentation que le sujet se fait de lui-même, sujet qui se construit de ses échanges avec les autres.

« *Tout être humain, par la fonction symbolique, a le moyen d'agir sur les autres en éveillant une résonance sensorielle accordée à la sienne*[2]. »

Dès les premiers instants, le développement de l'enfant dépend donc de la relation interpsychique à sa mère, c'est-à-dire de la relation de langage qu'il a avec elle. Et pour Dolto, tout nouveau-né possède cette fonction symbolique

---

1. DOLTO F. (en collaboration avec Jean-François Sauverzac), *Inconscients et destins, Séminaire de psychanalyse d'enfants*, tome 3, Le Seuil, 1988, coll. Points Essais, 1991, p. 10.
2. *Les images, les mots, le corps, op. cit.*

qui lui permet de se différencier d'emblée comme sujet désirant. De se différencier des autres au fur et à mesure de sa vie et en tout premier lieu de se différencier de sa mère, dans son travail de tout-petit.

« L'enfant communique sans arrêt dès le début de sa vie, le travail de l'adulte c'est d'entendre ce qui ne peut pas se dire en parole[1]*. »*

Alors il faut des paroles sur ses perceptions, sur ses expériences, sur les soins reçus, pour que le nourrisson puisse s'humaniser, c'est-à-dire pour qu'il puisse être introduit à un autre niveau de langage : celui des sentiments, des sensations, des idées. Ce langage-là dit plus que le corps, il parle de l'être. C'est un langage qui permet de quitter la fusion et qui, simultanément, réunit aux autres semblables : « Tu sens là, ce sont tes pieds », « Oh, ton petit nez coule ! », « Ton ventre gargouille, tu as faim ? », « Tu as peur, tu entends le chien qui aboie ? ».

Il faut des paroles pour que le petit humain puisse symboliser et comprendre ce qu'il ressent, autrement dit avoir des mots qui ne le laissent pas dans la solitude de son corps ou de ses pulsions. Il faut des paroles, aussi, qui disent ce qu'il en est des liens qui se tissent entre lui et ses proches, et d'autres paroles encore pour symboliser les interdits permettant les mutations, les transformations de son désir (voir le chapitre 5, page 77).

« Le langage, c'est la communication de quelqu'un à quelqu'un d'autre qui l'entend ou ne l'entend pas[2]*. »*

---

1. *Ibid.*, p. 82.
2. *Ibid.*, p. 82.

Si la mère ne peut donner ces paroles à son nouveau-né, celui-ci reste piégé dans un corps à corps qui ne lui permet pas de vie symbolique partagée. Dans ce cas, pour Dolto, la fonction symbolique reste là, toujours, quoi qu'il arrive, simplement elle ne peut structurer l'enfant comme sujet parmi les autres sujets, il tourne en rond avec lui-même. La fonction symbolique « tourne à vide », dit-elle.

Sans mots reçus sur ce qu'il vit, sans qu'on lui donne le sens de ce qui se passe en lui, autour de lui et avec les autres, les sensations ne sont pas symbolisables, l'être humain ne s'humanise pas, voire il se déréalise. C'est à cette époque très précoce de la vie de l'enfant, à ces étapes décisives, que Dolto situe l'origine des névroses graves qui, non soignées, peuvent évoluer vers une psychose infantile.

> Elle a à ce sujet publié l'intégralité de la cure d'un de ses patients[1]. À l'époque où Dolto reçoit Dominique, celui-ci a quatorze ans. Il est considéré comme « débile simple ». Par l'histoire de la maladie, Dolto apprend que Dominique a grandi normalement jusqu'à la naissance de sa petite sœur, un peu moins de trois ans après lui. Mais il a eu envers elle une très forte réaction de jalousie. Il fait des crises d'angoisse lorsqu'il la voit téter, il réclame le sein, veut remettre des couches. Sa mère lui accorde ce qu'il demande. Il devient de plus en plus agressif et insupportable, des troubles importants du sommeil apparaissent, ainsi qu'une énurésie et une encoprésie.

Dolto voit qu'une névrose sévère s'était organisée sans qu'elle puisse être repérée par les parents. Les souffrances de

---

1. *Le cas Dominique, op. cit.*

l'enfant n'ont pas été comprises, pas traitées, et davantage ses symptômes ont été tolérés et accompagnés dans leur régression – la mère de Dominique lui concède le retour au sein, celui du port des couches.

> L'état de Dominique se stabilise à peu près jusqu'à l'entrée au cours préparatoire. Il va à l'école, n'y apprend rien, redevient instable et agressif, énurétique et encoprétique. Le temps passe, l'enfant grandit, il est pris en charge par plusieurs institutions, mais son état ne s'améliore pas. Lorsque Dolto le reçoit, Dominique a une allure de psychotique, il est dans un corps d'adolescent, confronté au désir génital auquel il ne comprend rien. Il est resté dans le désir d'un autre temps, un désir oral, cannibalique et incestueux, non découragé (non castré) par sa mère. Son angoisse actuelle est une angoisse archaïque : celle de dévorer aussi bien que celle d'être dévoré, angoisse qui l'inhibe pour toute chose.

Il faut donc, de façon vitale, des paroles adressées à l'enfant, des paroles qui font sens pour qu'il puisse devenir sujet de son histoire. Et si aujourd'hui nous n'en doutons plus, c'est bien Dolto qui nous l'a appris, de même qu'elle insistait pour que les paroles dites soient des « paroles vraies ».

L'enjeu ici est de dire la vérité, la vérité de ce qui arrive à l'enfant, la vérité sur ce qu'il sent, sur sa vie, sur ses origines (toutes ces vérités sont structurantes), la vérité également sur son devenir homme ou femme. Mais des paroles « vraies », ce sont aussi des mots associés à une authenticité de l'échange, à un véritable plaisir relationnel partagé, ce sont des mots adressés à celui qui est là, au niveau où il en est de son évolution.

Ces paroles, même si elles ont lieu au cours des soins, sont autres que celles qui nomment les besoins du corps, elles sont les paroles qui permettent le subtil.

La mère doit signifier à son enfant, elle doit lui donner le sens de ce qu'elle fait pour lui, de qui il est pour elle, de qui elle est pour lui. Ainsi, à chaque moment décisif de son développement (moment qui est toujours marqué par une forme de séparation, tel que le sevrage, le passage sur le pot, etc.), l'enfant, grâce à la fonction symbolique inscrite et développée en lui, aura les possibilités de sublimation et de créativité nécessaires pour continuer à progresser et dépasser la frustration qu'il éprouve. Mettre des mots sur ce qui est éprouvé, c'est cela qui est humain.

C'est par cette symbolisation, ces paroles justement dites que le nouveau-né garde la trace de la relation à sa mère et accède peu à peu à sa cohésion, à sa continuité, à la connaissance de son désir. Il peut alors, jour après jour, sortir de cette relation duelle, s'ouvrir à de nouvelles relations. Car ce qui était signe de la présence maternelle devient maintenant symbole de l'existence de la mère en son absence. Si nous revenons à cette période du sein, par exemple, ce sont les paroles données au moment du sevrage qui permettent à l'enfant de renoncer au corps à corps avec sa mère. La mère peut dire, par exemple : « Maintenant tu n'as plus droit au sein mais je t'aime toujours. » L'enfant accède alors au langage qui est symbolisation de la relation d'amour qu'il a avec elle.

Pour Dolto, que le langage engendre l'humain, qu'il soit commun à tous les humains, nous indique finalement que

tout fait sens, toujours. Le langage nous permet de trans-
cender toutes nos expériences humaines, tout ce qui est
intolérable, tout ce qui peut nous anéantir. De même, toute
chose a valeur expressive, tout geste, y compris celui qui
semble le plus absurde, le plus fou, veut dire quelque chose.
Il peut manquer le langage, ou en partie, la communication
peut sembler absente. Il n'en est pas moins vrai que le
moindre cri, le moindre mouvement, le moindre regard,
voire la moindre parole délirante restent l'expression
symbolique de celui qui les a émis. Il y a un sens, fût-il
incompréhensible, au délire, au mutisme, à l'incohérence.
Et qui dit sens dit que quelqu'un, un jour, peut entendre. Il
y a quelque chose à entendre, il y a aussi quelque chose à
comprendre.

Par cette permanence du sujet et du désir, toujours inscrits
dans la fonction symbolique, Dolto a élaboré une véritable
éthique humaine et psychanalytique, ainsi qu'une pratique
et une théorie issues de cette éthique. Le triple abord du
sujet, du désir et du langage dessine peu à peu l'image
inconsciente du corps (voir le chapitre 4, page 41).

L'éthique de Françoise Dolto

« Je suis psychanalyste parce que j'ai foi en l'être humain » et *« le
psychanalyste ne peut se passer d'une conception de l'être
humain*[1] *»*.

La confiance inconditionnelle de Dolto en l'être humain lui
donne cette force inégalable qui lui permet d'aller à la

---

1. Déclaration de Françoise Dolto, *L'Express* n°1915.

recherche de l'enfant et, plus largement, à la recherche de l'être humain au sens psychique du terme.

Sa position assurée, où elle confirme et reconfirme la présence du sujet dès sa conception, désirant s'incarner d'emblée dans le langage et tourné vers la communication, fait de chacun d'entre nous – et là est l'essentiel – des êtres auteurs, acteurs et responsables de notre parole, de nos désirs, de notre vie. Des êtres à respecter et à accompagner afin que chacun puisse maintenir son propre cheminement.

« *Il existe une éthique quand nous travaillons, la théorie est une manière d'expliquer la façon dont je comprends ce qui se passe, nous n'avons pas de projet pédagogique directif, mais nous ne pouvons pas ne pas avoir à l'égard des enfants un projet de structuration*[1]. »

C'est une éthique psychanalytique en tout premier lieu, c'est aussi une nouvelle éthique de vie, une nouvelle éthique éducative. Mais en aucun cas une méthode.

Dolto distingue l'éthique et la morale. La morale ne tient pas compte du sujet dans sa totalité, elle pèse sur la conscience et ignore l'inconscient. Dolto prône davantage une ouverture et une tolérance à chacun, une acceptation des différences et des spécificités. Il s'agit d'une éthique où chaque être inscrit dans la fonction humanisante du langage est soutenu dans l'expression de ses désirs sous la forme autorisée par ce même langage, ce qui lui permet alors de supporter les interdits, de sublimer ses désirs et de progresser selon les lois humaines.

---

1. *Les images, les mots, le corps, op. cit.*, p. 31.

Si la psychanalyse est le lieu même de la parole, elle fut pour Dolto le lieu d'une clinique extraordinaire ainsi qu'une source immense pour son questionnement théorique. Mais sa quête première, issue de son écoute et du sens qu'elle savait y donner, fut celle de la reconnaissance de la singularité, autant que de l'altérité. Une quête sans repos pour obtenir le respect des droits de chacun dans tous les moments de sa vie. « *Je suis psychanalyste et citoyenne* », aimait-elle dire.

Chapitre 4

L'image inconsciente du corps

L'image inconsciente du corps est le concept qui organise et rend compte de l'ensemble de la clinique et de la théorie de Françoise Dolto.

D'abord présent dans l'article « Personnologie et image du corps » en 1961, ce concept a donné lieu par la suite à une théorie originale et achevée qui sera publiée en 1984 sous le titre *L'image inconsciente du corps*.

Il nous est permis de penser que ce concept s'est très tôt imposé à Dolto. À partir de faits répétés et observés avec cette acuité clinique qui fut la sienne, Dolto constate que l'enfant lui-même produit devant elle ce qu'elle va ensuite théoriser.

En effet, c'est autant par sa pratique avec des enfants psychotiques qu'en séance avec des enfants présentant des troubles moins graves, alors que ceux-ci dessinent et s'expriment spontanément autour de leurs dessins, que Dolto repère dans leurs productions ce que Freud a appelé le « ça », le « moi », le « surmoi ». Elle perçoit que ces trois instances[1] de l'appareil psychique sont articulées dans le corps et dans la relation aux autres. Mais ce corps n'est pas le corps physique, il s'agit du corps imaginaire et affectif où se mettent en forme les douleurs, les désirs, les rapports aux autres.

Dolto nous montre alors que, par ces projections sur le papier, les enfants expriment les conflits et les souffrances qui les animent ; elle y voit aussi les traces des traumatismes et des expériences émotionnelles qu'ils ont éprouvés. Ces projections, elle les prend en compte comme un « *véritable instantané de l'état affectif* », « *un autoportrait de l'inconscient* ».

« *Les productions de l'enfant sont de véritables fantasmes représentés. Ils se déchiffrent à partir de ce qu'ils en disent[2].* »

Peu à peu, le dessin prend pour Dolto le sens d'une représentation que l'enfant se fait de lui-même, une représentation inconsciente qui dit quelque chose de lui, des choses méconnues de lui, méconnues aussi des autres, des choses qu'il essaie pourtant de dire. Mais l'image du corps n'est pas telle quelle dans le dessin, elle a à se révéler par les paroles qui accompagnent ce même dessin. C'est donc une repré-

---

1. Le « ça » est le pôle pulsionnel de la personnalité. Premier réservoir de l'énergie psychique, son contenu est inconscient. Le « moi » est l'instance centrale de la personnalité. Il est un médiateur entre le « ça » et la réalité extérieure – il tente de rendre docile le ça. Il est également soumis à la sévérité du surmoi. Le « surmoi » est l'instace qui incarne la loi. Il se constitue de l'intériorisation des interdits parentaux, il se conduit comme un juge à l'égard du moi.
2. *L'image inconsciente du corps, op. cit.*, p. 7.

sentation à décoder qui permet à Dolto de pousser l'investi-
gation analytique y compris avec des bébés.

> Dolto nous donne à lire cette vignette clinique[1]. Une
> petite fille en séance, avec Dolto, dessine tout en parlant
> un vase rempli de jolies fleurs. Dolto fait ensuite entrer la
> mère, l'entretien se poursuit à trois. Pendant ce temps,
> l'enfant fait un autre dessin : un petit vase avec des fleurs
> fanées. Si dans la relation analytique la petite fille se sent
> libre et épanouie avec Dolto, le second dessin nous indi-
> que une modification de son image du corps, en présence
> de sa mère. Cette fillette se sent « flétrie », blessée dans
> sa relation à sa mère.

Plus encore, Dolto comprend qu'il est question de
« quelque chose » de l'enfant qui se dessine, quelque chose
qui est en lien avec son corps, articulé à son psychisme, à son
inconscient, articulé aussi dans la relation à l'autre. Une
représentation qui peut être une représentation du corps,
mais autant une représentation de représentation, car
imaginaire et symbolique. Il s'agit de la façon dont l'enfant
se ressent, de ses perceptions intriquées aux liens inconscients qu'il tisse avec les autres. Dolto nomme cela
l'« image inconsciente du corps ».

L'image inconsciente du corps devient ainsi un concept.
Dolto l'étend au plus précoce de la vie ; elle y inclut la
conception et la grossesse. Dès lors, elle utilise cette notion
d'image du corps dans son travail analytique pour entrer en
contact avec les tout-petits, ce qui jusque-là ne se faisait
pas. Ces images l'aident à repérer les atteintes précoces

---

1. *Ibid.*, p. 25.

exprimées par ses petits patients, elles lui ouvrent aussi une voie pour chercher une résolution de leurs souffrances.

Une image ?

L'image inconsciente du corps a ainsi permis à Dolto, et plus généralement à la psychanalyse d'enfants, de résoudre des problèmes théoriques, d'affronter des situations cliniques là où la théorie freudienne n'apportait pas de réponse. C'est-à-dire sur tout ce qui concerne les étapes antérieures à l'œdipe.

En psychanalyse, le développement psychique de l'enfant est lié à l'évolution de la sexualité – appelée organisation libidinale. Chaque stade est marqué par le primat d'une zone érogène à laquelle est associé un mode particulier de relation d'objet. C'est ainsi que nous retrouvons le stade oral, le stade anal, le stade phallique. Le point culminant du stade phallique est le complexe d'Œdipe et sa résolution. Le complexe d'Œdipe est un ensemble de sentiments et de désirs amoureux et hostiles, que l'enfant éprouve envers ses parents de façon tout à fait normale. Son rôle est fondamental dans la structuration de l'être humain et dans l'orientation de son désir. Son mode de résolution induit tel ou tel type de structuration : névrose ou psychose.

C'est ce qui se passe avant le langage « parlé » et avant le stade du miroir – moment où l'enfant se reconnaît dans l'image qu'il voit de lui dans un miroir –, jusques et y compris *in utero*. En psychanalyse, cette période se nomme le pré-archaïque et concerne ce temps qui va de la conception à l'âge d'environ trois ans.

Dans son jargon parfois particulier mais toujours imagé, Dolto a pu dire : « *L'image du corps, c'est l'étude de ce qui est avant que le sujet parle au nom de lui.* »

Il s'agit là de comprendre comment, avant le langage parlé, le sujet prend corps, habite, sent, vit ce corps pour être dans une relation de communication. Comment ce sujet vit dans ce corps avant même de savoir qu'il existe en tant que tel, c'est-à-dire sujet unique séparé de sa mère. Sujet unique qui un jour dira « je » et apprendra que sa parole le représente.

Il s'agit là encore de comprendre comment, avant de se reconnaître dans le miroir, le petit être humain élabore un ensemble de sensations et de perceptions sensorielles de lui-même, en lien avec le monde qui l'entoure, créant ainsi son sentiment d'exister et, de là, son mode de relation aux autres. Sachant que ces sensations et perceptions sont totale-ment internes et inconscientes.

Ce sont ces sensations et perceptions qui vont construire l'image du corps, ou même, au pluriel, les images du corps. Car nous verrons que ces images sont partielles, chacune liée au stade de développement de la zone du corps à laquelle elle appartient. Nous verrons aussi que si l'une se construit après l'autre, elles continuent chacune de se maintenir. Elles prolongent chacune leurs effets spécifiques, et cela tout au cours de la vie. L'image du corps, les images du corps vont se dérouler, se remanier en fonction de ce que le sujet traverse dans sa vie, toute sa vie.

Dolto s'inscrit donc dans cette perspective où corps et inconscient se constituent ensemble, de façon indissociable. L'image du corps peut être pensée comme une théorie corporelle et psychique de la structuration de l'être humain, dans le langage dès son plus jeune âge.

« C'est par une image du corps que nous nous construisons comme langage : un corps qui est en échange avec les autres[1]. »

Pour mieux entrer dans l'image du corps, commençons, comme Dolto le fait, par nous intéresser au schéma corporel.

Le schéma corporel

C'est une différenciation qu'elle estime d'ailleurs essentielle : *« Si j'ai apporté quelque chose c'est que l'image du corps est distincte du schéma corporel, elle se structure croisée au schéma corporel, en se développant chez l'être humain à travers les plaisirs et les peines qu'il éprouve[2]. »*

Dolto définit le schéma corporel comme ce qui *« spécifie l'individu en tant que représentant de l'espèce, quels que soient le lieu, l'époque ou les conditions dans lesquelles il vit. Il est en principe le même pour tous les individus du même âge, il se structure par l'apprentissage et l'expérience[3] »*.

Nous sommes bien d'accord, tous les êtres humains d'aujourd'hui se tiennent debout, savent marcher, utiliser leurs bras pour de nombreuses activités… Le schéma corporel, c'est cela.

1. DOLTO F., *Les étapes majeures de l'enfance*, Gallimard, Folio Essais, 1998, p. 11.
2. *Les images, les mots, le corps, op. cit.*, p. 36.
3. *L'image inconsciente du corps, op. cit.*, p. 22.

Et bien sûr, c'est le schéma corporel qui est « *l'interprète actif ou passif de l'image du corps*[1] ». C'est grâce à ce corps que nous pouvons marcher, bouger, agir ; c'est avec lui que nous pouvons entrer en communication avec les autres. C'est ici qu'apparaît l'image du corps : elle se croise à notre schéma corporel pour nous permettre d'entrer en relation avec les autres et le monde qui nous entoure.

Car « entrer en relation avec les autres » n'appartient plus au schéma corporel, et dès lors, nous n'y ferons plus référence. Lorsque nous sommes en relation avec quelqu'un – c'est ainsi dès le début de la vie –, nous sommes confrontés à notre image du corps qui se structure dans la relation à l'autre avec tous les effets, bénéfiques ou non, que cela entraîne. Il est très différent d'être élevé par quelqu'un qui dit « Attends », « Ne touche pas », « Non... C'est sale, dangereux » que par quelqu'un dont les paroles sont plutôt « Vas-y », « Essaie », « Tu peux », « Je t'aide si tu n'y arrives pas », « Ce n'est pas mal de tomber, ça fait mal ».

« *L'image du corps est propre à chacun, elle est liée au sujet et à son histoire*[2]. »

Il en est de même, bien sûr, pour le travail de psychanalyse : « *Il s'agit de comprendre les processus qui se passent pour quelqu'un qui parle et qu'on écoute*[3]. »

---

1. *Ibid.*, p. 22.
2. *Ibid.*, p. 22.
3. *Les images, les mots, le corps, op. cit.*, p. 42.

Une image non visible

Avançons une autre des nombreuses définitions que Dolto nous donne de l'image inconsciente du corps : « *L'image du corps est la synthèse vivante de nos expériences émotionnelles, interhumaines, répétitivement vécues à travers les sensations érogènes électives, elle peut être considérée comme l'incarnation symbolique du sujet désirant*[1]. »

L'image du corps n'est donc pas une image qui se voit, elle n'est visible ni pour soi ni pour les autres. Il s'agit d'une création inconsciente, composée d'images partielles qui se succèdent dans le temps et se structurent dans la relation affective et langagière à l'autre. Il n'y aurait, pour chacun d'entre nous, aucune construction possible de soi sans la présence d'un autre qui nous introduit au monde des humains, par la relation et la communication.

> Lorsque le bébé tète, son image du corps s'éprouve inconsciemment pour lui par sa propre bouche collée au mamelon de sa mère. Son image du corps, c'est lui dans un lien avec sa mère, c'est « lui-sa mère », et davantage : « sa bouche-le sein de sa mère ». Son image inconsciente du corps est constituée en premier lieu par la zone érogène qui se trouve à la fois en tension désirante de besoin (la faim) et en tension désirante de désir (la succion, le contact avec la mère), c'est-à-dire par la bouche ; elle est constituée en second lieu par l'« objet » sein qui apporte une satisfaction cohérente au besoin et au désir. Cela, dans un lien corporel autant qu'affectif. L'image du corps est alors une bouche qui tète un autre, dans une atmosphère affective liée à cette rencontre.

---

1. *L'image inconsciente du corps, op. cit.*, p. 22.

C'est exactement de cette façon que se construit le sujet chez tous les êtres humains. Nous avons bien, dans cette séquence, le corps (de besoins et de désirs), les perceptions sensorielles, et enfin la relation d'échange à l'autre. Ce sont les trois conditions réunies pour l'élaboration de l'image du corps. La bouche a cette importance (et nous le verrons à chaque fois pour chaque zone successive du corps), car elle est un point pulsionnel où s'articulent le besoin et le désir, un point de limite dedans-dehors ainsi qu'un point de contact intime avec l'autre.

Comment se constitue l'image du corps ?

Cette image ne se limite donc nullement à notre enveloppe corporelle, physique ou charnelle, elle ne se limite pas au corps seul. Elle est une « image inconsciente du corps », quelque chose où corps et psychisme sont articulés ensemble, jamais dissociables. Si ce n'est au prix de pathologies.

C'est une image qui se construit dans la relation à l'autre, toujours, et qui n'existe que parce qu'il y a cette relation. Elle persiste bien sûr lorsque cet autre est absent, par le maintien interne de cette relation qui garantit la cohésion du sujet.

« *L'image du corps est toujours image potentielle de communication dans un fantasme*[1]. »

Lorsqu'un bébé est seul dans son lit, par exemple, il est dans le fantasme de la relation qu'il a eue avec sa mère, relation

---

1. *Ibid.*, p. 35.

inscrite et mémorisée. Nous sommes là dans le registre dit
« de l'imaginaire ». Le bébé se sent « lui avec elle », ainsi il
peut rester seul un certain temps, en fonction, évidemment,
du nombre d'expériences de séparation déjà vécues. Sans
cette trace intérieure, il serait livré à lui-même, envahi
d'une angoisse de détresse et d'impuissance totale. Il faut
donc qu'il y ait eu pour l'enfant, et c'est le cas la plupart du
temps, une relation avec sa mère, une relation parlée qui
soit continue et sécurisante. Cette relation construit peu à
peu le « continuum » de l'enfant lui-même ; l'enfant pourra
ensuite découvrir et accepter sans angoisse destructrice un
« lui-sans sa mère » lorsqu'il sera seul.

Toute mère, en effet, parle à son enfant au cours des soins
qu'elle lui prodigue. Les paroles mises sur ce qu'elle fait au
corps de son enfant permettent à son nouveau-né d'acquérir
une représentation de lui-même. Cette représentation constitue une image, des images successives de lui, où s'élabore
un sentiment de lui. Ce sentiment devient peu à peu un
éprouvé de son existence, fondement primordial de son
identité par le croisement du sujet à son corps. Ces expériences relationnelles centrées autour des besoins et des
désirs s'inscrivent dans le corps du nouveau-né, et plus
encore, elles s'inscrivent dans son image du corps, qu'elles
construisent simultanément.

Cette image est inconsciente, et dite inconsciente car elle se
constitue à l'insu du sujet, elle se structure des perceptions
sensorielles de son corps. Le nouveau-né, par exemple, peut
percevoir des mouvements, des gargouillements dans son
corps, sans savoir consciemment qu'il est en train de
digérer. Pourtant, inconsciemment, il va associer ce qu'il

éprouve à ce qu'il y a autour de lui. Ce peut être un bruit, la chaleur du soleil, la mère affectueuse ou en colère, les paroles qu'elle prononce. Suivant l'association que fera le nourrisson, la structuration de son image inconsciente ne sera pas la même.

> Une mère promène son nouveau-né dans un parc enso-
> leillé. À l'heure de la tétée, elle l'installe confortablement
> contre elle et lui donne le sein. Ce bébé ressent une
> totale plénitude, de sa faim apaisée et de l'unité que lui
> procure sa mère. Par la suite, il peut très bien ressentir ce
> bien-être dans une situation similaire – odeur du parc,
> chaleur du soleil. Il retrouve, sans savoir pourquoi, cette
> même plénitude, trace inconsciente de son existence,
> perçue et éprouvée par lui, dans ce moment de rencontre
> avec sa mère.

L'image du corps se construit donc en fonction de cette association inconsciente. Nous pouvons ainsi dire que l'image du corps se construit dans la relation à l'autre et de façon inconsciente.

L'importance du mouvement

Un autre aspect de l'image du corps, tout aussi essentiel, est son dynamisme. L'image du corps est vivante, en mouvement, elle se construit, se reconstruit, elle évolue, se dessine sans cesse. Elle peut aussi se déstructurer ou régresser selon les difficultés rencontrées par le sujet. La construction et les remaniements de cette image sont induits par chaque stade de développement et, tout autant, par les événements heureux ou douloureux de la vie de l'enfant. Ces remaniements ont toujours des effets sur le psychisme et sur le corps.

Profitons-en pour dire ici ce que Dolto a si bien repéré : si le corps est atteint, accidenté dans son schéma corporel, l'image du corps peut, malgré cela, se développer tout à fait sainement. Le développement sera fonction des paroles que les parents pourront donner à leur enfant. Si ces paroles permettent la liberté de l'imaginaire, l'image du corps ne sera pas atteinte.

> Véronique est un bébé tonique et gai. À l'âge de treize mois, elle est victime d'un accident qui paralyse ses jambes pour le reste de sa vie. Elle continue à se développer normalement : au niveau des membres supérieurs, pour la propreté ainsi que pour le langage, mais elle ne peut se déplacer sans fauteuil roulant. Peu à peu, Véronique s'éteint, elle abandonne ses jeux et activités préférés et communique de moins en moins. Les parents réalisent qu'en grandissant, Véronique prend conscience de son infirmité, qu'elle en est atteinte affectivement. Ils lui racontent alors son accident, la façon dont elle a perdu l'usage de ses jambes. Ils lui apprennent qu'avant ce moment, elle avait commencé à se mettre debout. Elle questionne sur ce qu'elle savait faire avant, avec ses jambes. Un échange s'installe avec ses parents : « Alors, où voudrais-tu aller te promener, si tu savais marcher ? » Véronique retrouve la possibilité imaginaire de la marche. Au fur et à mesure qu'elle exprime ses désirs, des élans de vie réapparaissent doucement.

Le plaisir imaginé dans l'échange avec l'autre construit l'image du corps comme si ce plaisir était vécu. Aussi infirme puisse être l'enfant dans son corps, il ne l'est ni dans sa vie symbolique, ni dans son imaginaire, si l'entourage sait le considérer comme un sujet et non comme un corps atteint. Ainsi, même si la petite Véronique, se sait diminuée physiquement, elle peut remettre en marche ses capacités pour grandir, elle peut aussi se sentir « un enfant » et non « une malade » pour ses parents.

L'importance de la parole

À l'inverse, une image du corps blessée peut entraîner une atteinte ou une limitation grave du corps. Un enfant phobique, par exemple, peut ne plus pouvoir utiliser sa main pour se nourrir ou tenir un objet. De même, des troubles psychosomatiques peuvent être l'expression dans le corps d'un dysfonctionnement de cette image. Dolto nous donne plusieurs exemples autour de certaines diarrhées ou constipations chez l'enfant.

Prenons l'exemple de l'énurésie ou encoprésie secondaires, celles-ci apparaissent après l'acquisition de la propreté, le schéma corporel fonctionne donc sainement. Il y a, pour des raisons individuelles et inconscientes, mise en sommeil de la zone érogène, urétrale ou anale, qui fait retourner l'enfant à une image du corps archaïque, là où il n'a pas encore la possibilité de maîtrise.

Prenons à présent une pathologie plus grave telle que le mérycisme : l'enfant rumine, n'avale qu'une partie du lait, qui sera ensuite rejetée. Il y a, dans ces situations, inversion de l'image fonctionnelle orale par atteinte de l'image érogène insatisfaite. L'enfant appelle pour faire venir sa mère qui seulement le nourrit. La bouche « préhensive » se transforme en bouche « rejetante » pour l'appeler à nouveau.

Il peut également y avoir des traumatismes pour l'enfant sans aucune possibilité de perception pour l'entourage. C'est parfois le cas lors d'interventions, telles que des opérations d'amygdales ou de végétations. Il n'y a pas de rupture avec la mère de la réalité ; l'enfant, pourtant, peut rompre avec sa mère orale. Il ne fait plus le lien entre sa mère « d'avant l'opération » et celle « d'après », il perd alors sa cohésion d'image de base.

« Si l'on ne peut associer quelqu'un d'autre à son plaisir ou à ses peines, on ne peut développer son image du corps[1]. »

Et enfin, au plus grave, un enfant autiste, pour Dolto, est un enfant qui vit dans un corps mais n'a pas d'image du corps, *« il est le lieu d'une véritable tumeur de la symbolisation, une tumeur construite par une fonction symbolique sans possibilité de relation avec un autre être humain[2] »* (voir le chapitre 6, page 81).

L'image du corps se construit de et se réfère à l'imaginaire, au désir et au langage. Sans parole, l'image du corps ne structure pas le symbolisme du sujet. Il n'y a alors qu'une image du corps archaïque, une image vague qui ne peut évoluer ; le sujet reste comme en attente d'une symbolisation à venir.

---

1. *Les images, les mots, le corps, op. cit.*, p. 37.
2. *L'image inconsciente du corps, op. cit.*, p. 219.

« *L'image du corps se structure par la communication entre sujet (la mère et son enfant) et la trace, au jour le jour mémorisé, du jouir frustré, réprimé ou interdit (castration au sens psychanalytique du terme, du désir dans la réalité)*[1]. »

Trois aspects pour une même image du corps

L'image de base

L'image de base permet à l'enfant de se reconnaître dans une continuité spatio-temporelle ; elle s'enrichit d'expérience en expérience. Tous les jours, le bébé est nourri, changé, bercé par l'adulte qui s'occupe de lui. Chacun de ces soins est une expérience d'échange physique et affectif à travers laquelle l'enfant ressent et apprend une continuité fondatrice. Dolto définit cette continuité comme la « mêmeté d'être ». Cette « mêmeté d'être » est acquise dans la sécurité « lui-sa mère », c'est un sentiment de soi, de lui qui peu à peu demeure, malgré les changements physiques, géographiques et événementiels de sa vie.

Cette image de base fonde ce que Dolto appelle le narcissisme primordial, lui-même garant de la cohésion du sujet. L'image de base est une image statique ; il y en a une propre à chaque stade du développement de l'enfant. C'est l'évolution de chaque image qui transforme l'ensemble des autres images et permet la continuité spatio-temporelle, la « mêmeté d'être ».

La première image se met en place dès la naissance : c'est l'image de base respiratoire-olfactive ; elle est liée à la

---

1. *Ibid.*, p. 23.

première respiration, elle est absolument indispensable pour la survie. Ensuite vient l'image de base orale, puis l'image de base anale.

L'image de base est essentielle pour la santé mentale et le développement de l'enfant. Ses altérations participent des pathologies extrêmes, puisqu'elles touchent au noyau même du narcissisme de base – reconnaissance et estime de soi – sur lequel reposent la capacité de vivre et le désir de vivre. Lorsque cette image est atteinte, la vie elle-même est menacée.

> Dolto donne l'exemple d'une petite fille dont la mère avait dû, pendant la guerre, pour des raisons majeures, partir très vite après la naissance de son enfant. Cet enfant qui ne pouvait plus téter était en danger de mort. Dolto a simplement demandé au père de prendre un linge appartenant à la mère, un linge imprégné de l'odeur de la mère, puis de le mettre en contact avec son enfant.

Par la reconnaissance de l'odeur, cette petite fille a pu retrouver sa continuité olfactive et redynamiser son image du corps « tétant ».

L'image fonctionnelle

L'image fonctionnelle est « *une image sthénique d'un sujet qui vise l'accomplissement de son désir*[1] ».

Chaque zone d'ouverture du corps est amenée à ressentir un manque spécifique. Dans le cas de la bouche, par exemple,

---

1. *L'image inconsciente du corps*, op. cit., p. 55.

© Groupe Eyrolles

ce manque est la faim. L'image fonctionnelle orale est alors représentable par une bouche qui, activement, cherche le sein ou la tétine du biberon. Elle est aussi image d'absorption et d'incorporation actives. Absorption et incorporation de nourriture qui sont de l'ordre du besoin, mais aussi de l'ordre du plaisir par la satisfaction éprouvée, au niveau de la bouche et du ventre. Mais le manque lié à la bouche, du fait de la relation qu'il implique à la mère, est un appel qui peut être ou non satisfait, c'est ainsi que le besoin évolue en désir (voir le chapitre 2, page 23). L'image d'absorption et d'incorporation concerne la nourriture mais aussi l'absorption et l'incorporation de la mère sous diverses formes : son amour, sa présence, ses paroles, ce qu'elle donne à son enfant quand elle le nourrit.

« *Tout ce qui disparaît est manger, tout ce qui demeure est mère*[1]. »

L'image érogène

Cette image s'associe à l'image fonctionnelle. Elle se définit d'elle-même par son nom comme lieu des tensions où s'éprouvent plaisirs et déplaisirs dans la relation à l'autre, où s'éprouvent le désir et le manque. L'image érogène se met en place en fonction de la zone pulsionnelle – le désir oral par exemple – concernée et s'associe à l'image fonctionnelle du même niveau – la bouche. Par l'association de ces deux images, nous passons au registre du plaisir partagé et humanisant – le nourrisson ne va plus seulement chercher le sein de sa mère parce qu'il a faim, ce qui est de l'ordre du besoin, mais également parce qu'il désire sa présence.

1. DOLTO F., *Le sentiment de soi*, Gallimard, 1997.

Ces trois images – l'image de base, l'image fonctionnelle et l'image érogène – sont articulées entre elles, regroupées dans une image dynamique qui représente « *le désir d'être et de persévérer dans un advenir*[1] ». Dolto qualifie cette image dynamique de « tension d'intention », elle est sans représentation, si ce n'est par le mot « désir ». Cette image dynamique représente la dynamique même du désir.

Comme pour les autres images qui la constituent, nous retrouvons pour l'image érogène la succession chronologique des stades du développement du corps : l'enfant se développe en lien dans les entrailles de sa mère – image fœtale –, en naissant il découvre la respiration – image olfactive –, il est nourri par le sein ou la tétine – image orale –, puis il apprend qu'il peut maîtriser ses gestes et plus tard ses sphincters – image anale –, et pour finir, l'enfant découvre son sexe – image génitale.

Dolto, par la précision de ces observations et descriptions, nous donne une véritable architecture de la succession des étapes psychiques et corporelles de l'enfant, construite en relation à l'autre ; mais cette architecture vaut également pour tous les êtres humains quel que soit leur âge. Enfants, adolescents, adultes, notre image du corps nous accompagne, elle construit sans cesse notre rapport au monde, elle « *est la synthèse vivante de nos expériences émotionnelles, mémoire de notre vécu et, en même temps, actuelle et dynamique*[2] ».

Le concept d'image du corps peut ainsi être compris comme l'histoire des liens sensoriels et affectifs qui se tissent entre

---

1. *L'image inconsciente du corps, op. cit.*, p. 58.
2. *Ibid.*, p. 23.

un enfant et sa mère, puis entre l'enfant et les autres. Ils déterminent le rapport de l'être au monde et à autrui, ils l'ouvrent à lui-même ainsi qu'aux autres. C'est une histoire où le langage, présent bien avant sa naissance, inscrit symboliquement cet enfant dans son advenir, dans son « allant-devenant dans le génie de son sexe ».

Mais l'image du corps ne s'entend et ne se comprend sans les deux concepts qui lui sont directement reliés : celui des « castrations » et celui des « effets symboligènes » de ces castrations.

Tous les êtres humains rencontrent au cours de leur vie d'enfant les mêmes épreuves, ils sont face aux mêmes « castrations », dont nous entrevoyons déjà qu'elles porteront le nom de castrations fœtale, orale, anale et génitale. Chacun pourtant les traversera à sa manière, animé de son propre désir, porté par son unicité et sa filiation, toujours unique et toujours en devenir. Ces castrations nous font intégrer l'ordre symbolique humain. Et ainsi, elles structurent nos images du corps, indispensables à l'élaboration d'un sujet toujours singulier, dont l'enjeu est de devenir pleinement sujet de son désir.

Chapitre 5

Les castrations et leurs effets
« symboligènes »

Les castrations

L'image du corps se construit au fur et à mesure des évolutions et des remaniements qui lui sont imposés par les castrations successives[1].

En psychanalyse, la castration est une opération symbolique, ce n'est pas une mutilation physique du corps[2]. La castration ne touche pas le corps, elle concerne la pulsion et la zone érogène qui lui est associée, en fonction de l'âge de l'enfant.

Si chaque castration est un moment d'épreuve douloureuse, elle n'en est pas moins une « mutation promotionnante et humanisante ». Ces mutations sont toutes absolument nécessaires pour grandir. Le mauvais franchissement ou le ratage de l'une d'entre elles induit des pathologies plus ou moins sévères suivant la période concernée, suivant aussi la difficulté rencontrée.

---

1. Se reporter au tableau « Les castrations : une recherche constante de dépassement », page 80.
2. Freud la définit comme le manque d'un objet imaginaire.

Les castrations se succèdent et répètent toujours le même scénario : le désir s'exprime dans une zone érogène (grâce à l'image dynamique), il cherche à satisfaire son plaisir (par l'intermédiaire de l'image fonctionnelle et de l'image érogène), il s'y fixe pour atteindre son objet de satisfaction.

Si, dans un premier temps, l'objet de satisfaction est autorisé – téter le sein de sa mère ou boire au biberon –, il viendra toujours un second temps, lié au développement de l'enfant, où ce même objet sera interdit – lors du passage à une alimentation solide. Cet interdit doit être signifié verbalement, et ce, par une personne aimée et aimante, car c'est un moment douloureux qui de surcroît a des effets concrets dans la réalité. Ainsi, l'adulte nourricier devra clairement exprimer à son enfant : « À partir de maintenant, tu n'as plus droit au sein », par exemple. La castration est un moment indispensable pour que l'enfant puisse s'individuer, c'est-à-dire devenir, par la suite, un individu à part entière et autonome.

L'enfant renonce à son objet de satisfaction, qui est alors dit « partiel », car il ne renonce qu'à une partie de cet objet total que représente sa mère pour lui ; par ce renoncement, il change de niveau de désir, il avance vers le désir suivant. Alors, des voies nouvelles de plaisir, d'échanges et de communication peuvent s'ouvrir. Ces voies sont, pour l'enfant, prometteuses et riches de la découverte de ses forces créatrices, de ses possibilités communicatives, jusque-là ignorées et impossibles à mettre en œuvre.

Pour chaque castration, il y aura des effets « symboligènes ». Dolto les nomme parfois « fruits symboliques » car ils sont le résultat bénéfique et fondateur de l'acceptation de l'interdit exprimé à chaque moment de castration.

Toute zone érogène est donc un jour privée de son objet de satisfaction première, l'enfant est confronté à une perte irrémédiable. Simultanément, il doit accepter de perdre le mode de relation qu'il avait à sa mère et avec le monde.

Dynamisé par son « allant-devenant », l'enfant cherche à progresser. Il traverse ce moment, bien qu'il ne sache pas encore ce qu'il va découvrir. C'est grâce à sa mère, qui par sa parole affectueuse médiatise l'absence de l'objet, puis grâce à son père, qui maintient l'interdit, que l'enfant pourra « symboliser » la perte et continuer dans son « advenir ».

L'image du corps s'élabore ainsi : par la traversée de ces épreuves – castrations – et de leurs traces mémorisées, grâce à la parole sécurisante et continue de l'adulte qui soutient l'acceptation de l'interdit, qui accompagne aussi le petit être vers l'étape suivante. Ainsi tissés, ces différents modes de relation permettent à l'enfant de se structurer comme « humain ». De l'intégration des castrations se révéleront les lois « humaines » dont le sens est toujours, pour toujours et pour tous donné par le langage.

En effet, la castration ne se vit pas seul, elle nécessite un agent qui est représenté au début de la vie par les parents, et plus tard par les différents éducateurs qui entoureront l'enfant. Ces adultes ont eux aussi traversé ces castrations, ils en ont intégré les lois et y restent soumis leur vie durant, tout comme l'enfant le sera à son tour. Édifiée ainsi, dans le rapport langagier à autrui, l'image du corps devient le moyen même de la communication entre humains.

Les effets symboligènes des castrations

N'oublions pas que l'image du corps se constitue du déroulement des castrations et de la mise en place de leurs effets symboligènes.

Ajouter « symboligène » est le moyen, pour Dolto, de donner un sens psychanalytique au terme de « castration ». Les effets symboligènes de la castration, ce sont les « fruits symboliques » qui résultent de cette même castration.

Une castration a un effet symboligène car elle est « *le processus qui s'accomplit chez un être humain, lorsqu'un autre être humain lui signifie que l'accomplissement de son désir, sous la forme qu'il voudrait lui donner, est interdit par la loi (humaine), cette signification passe par le langage, que celui-ci soit gestuel ou verbal*[1] ».

Les castrations sont des étapes essentielles du développement de l'enfant ; il en existe un nombre précis, qui surviennent en fonction de l'âge du sujet.

La castration ombilicale

La première castration est *la castration ombilicale*, elle est vécue dans le corps par la rupture du cordon, entre l'enfant et sa mère.

La naissance représente le processus même de toutes les castrations symboliques à effets symboligènes. Elle sera déterminante pour l'enfant, y compris pour ce qui concerne ses capacités à vivre les épreuves suivantes. C'est le moment

---

1. *L'image inconsciente du corps, op. cit.*, p. 78.

© Groupe Eyrolles

de mise en marche de la dynamique inconsciente qui soutiendra ou non le développement de l'enfant.

La castration ombilicale est également une castration pour les parents : la naissance met fin à l'« enfant imaginaire » pour la mère et aussi bien pour le père. L'enfant qui est né apporte ou non ce que l'un et l'autre attendaient, ce faisant, il interdit le maintien du fantasme imaginaire inévitable, normal et même structurant, qui se met en place pendant la grossesse.

Cette castration signe l'entrée de l'enfant dans la vie, son maintien en vie par la prise d'air, son inscription symbolique et humaine au moment où ses parents lui donneront un prénom, le sien, et l'inscriront à l'état civil. Cette première séparation oblige l'enfant à laisser son placenta, il quitte aussi son mode de vie intérieur à sa mère, pour découvrir la vie terrienne totalement inconnue.

La castration ombilicale, « *c'est la castration du fusionnel*[1] », dit Dolto.

L'interdit signifié en acte par la rupture du cordon ombilical est l'interdit de la fusion. C'est la seule castration marquée ainsi dans le corps : il y a « pour de vrai » une césure, celle du cordon, et pour toujours sa trace visible sur le corps de l'enfant, par le nombril. Le nombril restera à jamais le rappel physique et symbolique de notre passage utérin.

---

1. DOLTO F. (en collaboration avec Louis Caldaguès), *Séminaire de psychanalyse d'enfants*, tome 1, Le Seuil, 1982, coll. Points Essais, 1991, p. 59.

L'effet symboligène de cette castration ombilicale est la capacité de vivre sans placenta ; c'est également la possibilité d'entrer dans une relation à deux, séparés. Bien que l'enfant ait impérativement besoin de sa mère, il a survécu à sa naissance – ce qui ne serait pas le cas s'il était né trop tôt –, il est capable de respirer seul, il peut être nourri autrement que par le cordon ombilical.

Si cette séparation impose dès lors à l'enfant de se nourrir par la bouche, elle fait de la zone orale la zone élective de besoin, de désir, de communication à sa mère et de lieu de découverte de l'extérieur.

La castration orale

La castration suivante est *la castration orale* : le sevrage.

Il survient lorsque l'enfant a atteint un âge suffisant pour l'introduction d'une nouvelle nourriture. Un âge où l'anatomie et la neurophysiologie de l'enfant le permettent – dans notre culture, nous évaluons ce moment entre trois et neuf mois. La plupart du temps, les premières dents ont poussé ou vont pousser. La bouche, depuis la naissance, a évolué, physiquement et sensoriellement. Le corps a lui aussi des besoins nouveaux.

La mère, reconnaissant par ses mots la souffrance de son enfant – celle d'avoir perdu le sein ou le biberon, et la toute proximité à sa mère –, le console, mais le prive tout de même de cet « objet » sein, auquel il avait droit depuis le premier jour. Le sein, objet de besoin et objet de désir, appartient maintenant à une époque révolue, les satisfactions diverses qui y sont liées vont disparaître, elles seront désormais interdites sous cette forme.

L'enfant doit découvrir et accepter autre chose : une nouvelle alimentation, une nouvelle façon de manger, la cuillère. Mais au-delà, ce qui se termine réellement, c'est la période du corps à corps avec la mère. La grande proximité physique mise en place à la naissance se modifie. Il en est de même pour la zone de contact entre l'enfant et sa mère : la bouche. Cette bouche, totalement privée de son premier mode de satisfaction, de son premier objet – sein –, devient libre pour appeler celle qui n'est plus tout près. Les babillements apparaissent : ce sont des mots adressés à la mère qui s'éloigne. La communication peut alors s'élargir aux autres : au père, aux frères et sœurs, elle n'est plus langage uniquement avec la mère. Dans le même mouvement, la mère n'est plus la seule à pouvoir nourrir son enfant, celui-ci est maintenant en mesure d'être heureux, aussi, dans les bras de quelqu'un d'autre.

Mais pour que cette zone orale soit introduite au langage, nous dit Dolto, il faut que la personne qui interdit soit celle qui avait initié aux plaisirs et à l'érotisation de cette zone.

La mère, en effet, doit rester présente, car si elle prive son enfant, elle ne peut le priver que d'une certaine partie d'elle : le sein. Le sein, l'enfant le ressentait comme une partie de lui ; il le ressent maintenant « comme » une perte de lui. Pour y remédier, la mère doit parler à son enfant, lui parler de ce qu'il voudrait même s'il ne l'aura plus. Ainsi donnés, les mots de la mère introduisent la bouche et la langue de l'enfant à un nouveau désir, un désir sublimé par rapport au premier désir de succion. Le sein disparaît, l'enfant va pouvoir rendre érogènes de nouvelles choses, des choses qui viennent aussi de sa mère, mais des choses plus subtiles, comme son odeur, sa voix, ses déplacements dans l'espace. La mère pourra dire à son enfant, par exemple : « Tu as déjà trois mois, comme tu as grandi ! Tu vas pouvoir manger de nouvelles choses, à partir de maintenant, je ne te donne plus le sein. »

Le premier circuit de relation mis en place à la naissance, qui était un circuit court « bouche-sein », devient maintenant un circuit long. Il évolue en circuit de communication plus ample, autant pour la distance des corps de la mère et de l'enfant que vis-à-vis du temps et de l'espace. L'enfant supporte plus longtemps l'absence de sa mère, il n'a plus le même besoin quant à sa proximité physique et géographique.

L'interdit humanisant et signifié à l'époque orale est une métaphore du sevrage, de la privation du sein. Il s'agit de l'interdit du cannibalisme. L'enfant n'a plus le droit de manger le sein de sa mère, il apprend comme tout un chacun qu'il n'aura jamais le droit de manger un être humain. Dans la vie courante et relationnelle, cet interdit concerne toutes les variantes imaginables : ne pas mordre, ne pas « incorporer » un autre...

Le pouce peut tout à fait sainement remplacer le sein absent. L'enfant fait ainsi l'expérience que sa bouche n'est pas partie avec le sein. Malgré le sentiment de perte d'une partie de lui, il reste entier et unifié.

La castration est bien symbolique, il n'y a pas d'atteinte de l'intégrité du corps. L'effet « symboligène » est la mise en place du langage ouvert non plus seulement à la mère, mais à tout l'entourage proche. Le langage, qui symbolise l'ancienne relation corps à corps, permet aussi à l'enfant d'avoir une vie intérieure et extérieure séparée de sa mère.

La castration anale

Vient ensuite *la castration anale*, c'est l'apprentissage du contrôle des sphincters, donc de la propreté et plus généralement de la maîtrise musculaire. Si la castration anale est issue du fonctionnement sphinctérien, par la volonté naturelle chez tous les mammifères d'être « propres » ainsi que par les capacités neurologiques de la maîtrise des sphincters, ses effets symboligènes sont très au-delà de la propreté elle-même.

À cet âge, la demande parentale semble être : « Sois propre, ne fais plus dans tes couches », mais l'enjeu pour l'enfant est tout autre. C'est, là encore, une nouvelle étape de distance physique à la mère. Une perte de la mère pour les soins physiques, une perte de la proximité qui en résulte. La castration anale est une séparation qui permet à l'enfant de « faire tout seul ». Elle libère de la mère, par l'acquisition d'une autonomie motrice et volontaire, une autonomie « à faire » par soi-même.

Cette castration est de ce fait particulièrement importante au regard de l'humanisation et de la socialisation de l'enfant. Car la fin de la dépendance physique à la mère rend l'enfant capable de s'occuper de lui-même, pour tout ce qui concerne son corps : il mange, il s'habille, se lave seul. Il développe son adresse physique, son habileté manuelle, ses capacités expérimentales diverses, il manipule les objets extérieurs à son corps. Il est maintenant sécurisé et autonome pour ce qui est à l'intérieur de la maison. Comme le dit Dolto, il est un sujet « moi tout seul ».

Si l'enfant maîtrise ses sphincters, il a également acquis la maîtrise du dedans-dehors (absorber, retenir, pousser), la maîtrise de ses gestes et de ses actes. Il a acquis le contrôle de ses pulsions, donc le contrôle de sa force et de son agressivité. Il fait la différence entre faire et dire, entre le possible et l'impossible, entre l'imaginaire et la réalité. Il sait ce qui est à lui et ce qui est aux autres.

La fin de cette dépendance physique à la mère fait de l'enfant un être social et sociable. C'est dès lors un être introduit aux relations beaucoup plus élargies : la relation au père, aux frères et sœurs lorsqu'il y en a, aux relations d'échanges, aussi, avec les enfants de son âge. Comme cela avait déjà eu lieu pour la castration orale, la castration anale étend un peu plus encore son univers relationnel.

L'interdit signifié au moment de la castration anale est l'interdit de tout ce qui est nuisible : « Ce n'est pas propre, ce n'est pas bien, ce n'est pas bon », disent les mères à ce moment-là. Nuisible pour soi et pour les autres. C'est, plus largement, l'interdit de faire du mal, à soi-même et aux autres, que ces autres soient humains, animaux ou végétaux.

De façon sous-jacente, c'est la loi universelle du fondement même de l'humanité : l'interdit du meurtre et du vandalisme.

Les effets symboligènes de cet interdit majeur sont, pour le sujet, la maîtrise de soi et la capacité de respect dû à l'autre. Ce sont, de façon plus concrète, toutes les possibilités issues du plaisir de faire. Un faire qui peut être utile, un « faire industrieux », comme dit Dolto, mais aussi bien un « faire » créatif. La maîtrise des sphincters, qui est un processus interne, se répercute sur l'extérieur dans le plaisir de manipuler, de faire, le plaisir de produire par soi-même.

Si la castration orale permet l'accès au langage qui nous accompagne et nous enrichit toute la vie, la castration anale fait de l'enfant un être capable de vivre avec les autres, dans le respect des autres ; un être de créativité utile, inventive et artistique qui a compris que lui-même, un jour, aura la puissance qu'il sent chez ses parents.

Dolto repère ensuite deux autres castrations avant la castration œdipienne, ce sont la castration dite « stade du miroir » et la « castration primaire ».

Le stade du miroir

Si le stade du miroir s'apparente pour Dolto à une castration, c'est parce qu'il produit chez tout être une blessure narcissique, « *un trou symbolique, dont nombre de symptômes viseront à réparer l'irréparable dommage narcissique*[1] » subi lors de la reconnaissance de sa propre image dans le miroir.

Avant ce moment, l'enfant a établi des liens avec les autres, des liens qui passent par le langage et par ses différentes

---

1. *L'image inconsciente du corps*, *op. cit.*, p. 151.

perceptions sensorielles ; le médiateur, c'est son image inconsciente du corps.

Mais l'enfant ne sait finalement rien de ce qui, visuellement, le représente pour les autres. Lorsqu'il se voit dans le miroir, il ne sait pas non plus qu'il est question de lui, il ne connaît pas encore cette image spéculaire, il ne connaît pas cette image de lui visible dans le miroir.

La véritable individuation de l'enfant a lieu lorsque l'image qu'il voit dans le miroir se superpose à son image inconsciente du corps. Ce n'est qu'à ce moment-là que l'enfant découvre son corps, son allure, sa silhouette mais autant et surtout les contours. Et avec, ses limites physiques et réelles. Il découvre la limitation que lui impose ce corps. Il se croyait grand, il se voit petit ; fort, il se voit menu ; il pouvait jouer à être tout le monde, sa sœur, son père, il n'est que lui. Il s'imaginait avoir cette tête, il en a une autre.

Il y a des différences entre ce que l'on sent de soi et ce qui se voit. Il y a des différences entre ce que l'on croit que les autres savent de nous à partir de nos émotions et sensations internes, et ce qu'ils savent par la réalité de cette image froide qui d'un seul coup nous représente.

Le choc est grand, la douleur forte. L'enfant n'est pas ce qu'il croyait, il n'est pas ce qu'il espérait, il ne sera pas autrement. Il lui faudra s'approprier son corps, s'y reconnaître et s'en contenter.

Mais il y a, comme pour toutes castrations, des effets symboligènes à cette traversée du miroir, l'enfant se voit entier. Il se savait « continu », par ses sensations, maintenant il sait qu'il n'est pas et ne sera jamais physiquement morcelable. Il sait définitivement qu'il est un, entier, un individu unique dans son corps. Il y apprend qu'il est « lui », sujet visible sous cette forme pour les autres, mais possédant un monde intérieur qui lui est propre et qu'il ne partage que s'il le décide.

Avec tout cela, il va pouvoir faire la découverte de la différence des sexes, connue dans la réalité physique des corps.

Un des effets symboligènes du miroir est l'entrée dans ce que Dolto appelle *la castration primaire*, qui est la découverte de la différence des sexes, et son identification au sexe qui est le sien. L'enfant savait depuis toujours, par la voix, par les odeurs, qu'il y a des femmes et qu'il y a des hommes, des filles et des garçons. Maintenant, il sait que chacun est définitivement d'un seul sexe, il le sait aussi pour lui, mais davantage, il sait que chacun est d'un seul sexe « humain ». Le fait de lier un visage à un corps permet de se découvrir humain parmi les humains, soit ni animal, ni végétal, ni objet, et cela pour toujours.

Si la découverte de la différence des sexes limite l'enfant au seul sexe qui est le sien, s'il faut renoncer à ne pas être de l'autre sexe aussi, ou alternativement, malgré la perte, ce moment permet une identification définitive et fière à son être sexué.

La castration génitale

La dernière castration est *la castration génitale*.

Plus connue sous le nom de « complexe d'Œdipe », cette castration est nommée par Dolto la castration génitale œdipienne. C'est à ce stade de son développement que le petit garçon ou la petite fille vont s'attacher au parent du sexe opposé au leur.

Lorsque l'enfant sait qu'il est pour toujours d'un seul sexe, son image du corps n'est plus inconsciente. L'image inconsciente du corps est alors refoulée, mais elle continue de maintenir ses effets. Après le stade du miroir, ce qui est devenu prévalant vis-à-vis des perceptions sensorielles, ce sont les perceptions visuelles – que l'on appelle aussi « scopiques ». Une image consciente s'installe. L'enfant met alors en accord son image de lui et le sexe qui est le sien. Il intègre qu'il est un garçon qui deviendra un homme, elle intègre qu'elle est une fille qui deviendra une femme.

Chez le garçon, les sensations péniennes qui prennent leurs sources dans les pulsions génitales sont dirigées vers la mère. S'il veut la posséder, ces pulsions sont toutefois déplacées vers des jeux d'attaque, d'agression et d'émission. Des jeux pour vérifier qu'il a la maîtrise du corps de l'autre.

La castration est ici celle qui, véritablement, porte ce nom en psychanalyse : il s'agit de l'interdit de la mère. Cet interdit, qui est donc celui de la castration œdipienne, doit être donné et expliqué en parole par le père. Car si l'enfant n'a pas accès à sa mère, ce n'est pas parce qu'il est petit, mais bien parce qu'il est son fils. Le père doit clairement lui dire que jamais il n'y a d'union sexuelle possible entre une mère et son fils.

Cet interdit de l'inceste nécessite d'être élargi à la famille. Il s'agit alors d'expliquer qu'il n'y a pas d'accès sexuel non plus aux frères et sœurs. Cela limite aussi bien les pulsions sexuelles que les pulsions homosexuelles en famille, à savoir les pulsions parents-enfants, frère-frère, sœur-sœur, frère-sœur.

L'énoncé de l'interdit de l'inceste est la castration symbolique qui permet au garçon de sortir de l'œdipe. Son effet premier est l'éveil de la pulsion dite « épistémophilique », c'est-à-dire le désir de savoir.

L'effet symboligène de cette castration est l'entrée de l'enfant dans l'« ordre de l'humanisation génitale ». Cela lui permet de comprendre la succession des générations, et ainsi la connaissance de sa place. L'enfant ne sera jamais le mari de sa mère, pas plus que son père n'est le mari de sa mère à lui, il en est le fils, et l'enfant le petit-fils. C'est ainsi une façon de savoir comment marche le monde.

Si, de surcroît, l'enfant voit son père respecter sa mère et ses sœurs, il se rajoute pour lui la possibilité de faire la différence entre le désir de possession de l'autre et le désir associé à l'amour.

Pour la fille, il est clairement repéré que si les hommes ont un pénis, les femmes ont des enfants. Par son désir de devenir « comme » sa mère, de s'identifier à elle, elle veut obtenir de son père ce que sa mère a de lui, elle veut l'attirer.

Son désir devient le désir de plaire à son père. Désir puissant qui lui permet de développer ses qualités féminines. Elle regarde ce qui, chez sa mère, plaît à son père, elle souhaite et fait tout pour lui plaire davantage.

L'interdit de l'inceste, comme pour le garçon, doit être énoncé à la fille, et peut-être même plus fortement, car si les filles découvrent naturellement le pouvoir de séduction qu'elles ont sur leur père, elles n'y renoncent pas facilement.

Contrairement à ce qui se passe pour le garçon, l'affirmation de l'interdit de l'inceste est ce qui fait entrer la fille dans l'œdipe. La fille a acquis, par la sublimation de l'oralité, le langage, par la sublimation de l'analité, des capacités manuelles multiples. Ce sont deux registres dans lesquels elle excelle et se sent forte, ce qui lui permet de penser qu'elle peut faire transgresser l'adulte. Et de là, plaire et réussir seront deux enjeux importants pour sa vie à venir.

Que ce soit chez la fille ou chez le garçon, le fantasme incestueux par rapport au parent de sexe opposé est un fantasme normal et structurant. Mais il ne peut et ne doit être que fantasme, l'enfant doit être assuré qu'en aucun cas il ne pourra séduire le parent de sexe opposé au sien. Il l'est, lorsqu'il sait ses parents occupés par d'autres désirs que lui-même, lorsqu'ils sont occupés ensemble et par leurs activités extérieures. Mais l'enfant, là, est plus fragile car son désir le plus fort ne sera pas satisfait. Il doit détourner son désir de son objet de toujours ; il doit une fois de plus s'en éloigner. L'enfant a désormais besoin de ses parents à leur juste place, ceux-ci doivent l'accompagner vers le monde extérieur, lieu où il pourra alors donner libre cours à ses désirs. Désirs tous marqués des lois humaines, mais désirs partagés avec ceux de sa classe d'âge qui, comme lui, viennent de traverser cette épreuve.

L'effet symboligène de la castration œdipienne, c'est l'entrée de l'enfant dans une vie humaine et civilisée. Il est maintenant un être qui se repère et s'inscrit dans les générations. C'est le moment de l'ouverture à la vie sociale, à la collectivité ; l'enfant, par la sublimation des différentes pulsions, est alors capable d'en utiliser les outils. C'est l'âge où les enfants apprennent à lire, à écrire, l'âge d'une autonomie « pour dehors », l'âge où l'on est capable d'être maître de son désir.

Par le franchissement de ces différentes castrations, l'enfant refait en quelques années le parcours que l'humanité a suivi. Centré uniquement sur sa mère, puis sur sa mère et son père au départ de sa vie, il est après la castration œdipienne comme tous les êtres humains – qu'ils soient adultes ou enfants – dans la connaissance consciente de ses désirs et de leurs interdits.

Lorsqu'il renonce au désir incestueux qui jusque-là le soutenait inconsciemment, il faut qu'il ait reçu du regard de ses parents une image suffisamment valeureuse pour qu'il puisse s'identifier au parent de même sexe que lui. À défaut, il risque de se sentir faible ou médiocre, trop petit pour avoir de la valeur.

Quelques conditions !

Toute castration, pour être entendue et symbolisable, doit être donnée en parole.

L'interdit qui énonce l'une après l'autre les lois humaines psychiquement structurantes doit être verbalisé, y compris comme irréversible. D'abord, c'est la parole de la mère qui prime, puisque c'est la mère qui donnait la satisfaction sous sa forme première (cela est particulièrement vrai pour la castration orale). Ensuite, tout interdit doit être confirmé par le père, ou l'adulte qui représente l'autorité.

Il y a quelques conditions pour que ces castrations soient
« justement » données.

La première condition à respecter est temporelle, il s'agit du
moment choisi pour donner la castration. Le corps, comme
le schéma corporel, doivent s'être développés pour permettre
à l'enfant d'aménager la satisfaction de sa pulsion sous une
autre forme, c'est-à-dire pour la sublimer.

La deuxième condition est relationnelle : l'adulte qui émet
les interdits doit être aimé et respecté par l'enfant. Il doit
lui-même respecter cet enfant et être animé d'un amour
chaste envers lui. Cet adulte doit être capable de soutenir
l'enfant, capable aussi de le guider, il doit pouvoir lui être
un modèle. Car si l'enfant ne sait pas où il va, il pressent que
l'adulte auprès de lui a traversé, en son temps, la même
épreuve, il peut alors se sentir en sécurité pour avancer. Cet
adulte doit donc avoir résolu sainement les différentes
castrations auxquelles l'enfant est soumis à son tour. Il est
probable que nombre des difficultés rencontrées par les
adultes dans leurs tâches éducatives viennent de moments
de castrations mal résolues pour eux-mêmes.

Enfin une autre condition s'avère indispensable. Une castration peut n'avoir aucun effet structurant si l'adulte essentiel, après avoir donné la castration, disparaît. Supposons
qu'une mère sèvre son enfant et ne réapparaisse pas : après
un temps d'attente et d'espoir de retour, la dynamique du
désir n'est plus soutenue. L'image du corps sera mutilée,
l'enfant sera dans l'incapacité de se lier à quelqu'un d'autre.
Cela peut être le cas lors de la mort de la mère ou lors de
l'abandon de l'enfant.

De la même manière, une castration ne peut aboutir si
l'enfant, au lieu d'être soutenu dans l'épreuve, est méprisé
ou humilié ; si l'enfant est inhibé par les angoisses de
l'adulte qui, au lieu de lui apprendre à faire seul, par
exemple, lui interdit d'expérimenter : « Ah, tu as fait caca
dans ta culotte, c'est dégoûtant », « Ne t'approche pas de la
fenêtre, tu n'es pas gentil ».

Avancer dans la petite enfance, c'est progresser de castration
en castration, donc de perte en perte, mais c'est à chaque
fois quitter un peu plus l'impuissance du départ de la vie.
C'est avoir de jour en jour davantage de nouveaux moyens
de communication, davantage de relations, c'est aussi
davantage de libertés pour réaliser ses désirs. La promotion
qui résulte de chaque castration, conforme à l'éthique naturelle de l'être humain qui est de grandir, est une promotion
qui a un coût : celui de l'acceptation des lois, l'une après
l'autre. Lois acceptées sans jamais pouvoir revenir en arrière.
Ce passage se fait dans la douleur, mais il apporte plus de
confiance en soi pour affronter les épreuves suivantes, plus
de connaissance de soi et des autres, plus de moyens pour
résoudre les difficultés. Une fois passées ces épreuves
symboliques et symboligènes, les interdits du cannibalisme, du meurtre et de l'inceste sont connus et, en principe, intégrés.

*« Si les lois imposées à chaque individu ont l'air répressives, elles
sont promotionnantes et humanisantes[1]. »*

---

1. *L'image inconsciente du corps*, *op. cit.*, p. 79.

Les castrations : « une recherche constante de dépassement¹ »

Castration ombilicale	Naissance	Entrée dans la vie terrienne (hors du corps de la mère)	Première respiration Premier cri	
Castration orale	Sevrage	Fin du corps à corps nourricier (alimentation diversifiée et cuillère)	Apparition du langage	Interdit du cannibalisme (« manger sa mère »)
Castration anale	Propreté sphinctérienne	Fin du corps à corps « pour faire » Autonomie motrice et maîtrise des pulsions	Condition de l'humanisation (relation au père, au frère, à la sœur, aux camarades, etc.)	Interdit du meurtre et du vandalisme (de nuire à soi et aux autres)
Stade du miroir	Découverte de son image visible (refoulement de l'image inconsciente du corps qui reste vivante et continue à maintenir le désir)	Identification primaire à son corps	Accès à la castration primaire	
Castration primaire	Découverte de la différence des sexes	Identification à son sexe	Limitation du corps à un seul sexe : le sien	
Castration œdipienne	Maîtrise du désir	Entrée dans la vie sociale (désir hors de la famille)	Capacité d'adaptation à toutes les situations de la vie sociale	Interdit de l'inceste

---

1. *L'image inconsciente du corps, op. cit.*, p. 75.

Chapitre 6

Les troubles graves : la prépsychose, l'autisme, la psychose chez l'enfant

Pour la psychanalyse, la vie psychique est pensée comme étant dynamique : elle s'organise pour chaque individu – sans que celui-ci en soit « malade » pour autant – sur un mode qui est soit la névrose, soit la psychose. Ces organisations psychiques permettent de résoudre les conflits inconscients entre le ça, le moi et le surmoi. L'organisation névrotique rend compte de l'intégration de la problématique œdipienne, sa résolution induira le « choix » de la névrose – névrose phobique, hystérique, obsessionnelle. La structure psychotique, quant à elle, prend sa source dans des éléments très précoces qui, de ce fait, ne permettent pas d'atteindre le niveau d'élaboration psychique de la structure névrotique.

Dans les années cinquante, lorsqu'un patient est considéré comme psychotique, il ne peut être pris en traitement analytique. La psychanalyse ne sait pas encore faire avec. Dolto, grâce à l'image inconsciente du corps, entend les tout-petits mais aussi les troubles qui surviennent très tôt et parfois si précocement dans la vie d'un enfant que rien ne semble possible ou envisageable pour l'aider à entrer dans une vie de lien aux autres, un enfant pour lequel le diagnostic est celui de la psychose. Dolto entend le plus profond et le plus régressé en chacun, se penche sur ces « grands malades de la relation ». Elle introduit la notion de « prépsychose », elle distingue également l'autisme de la psychose infantile.

Elle cherche, pour chaque trouble grave, des moyens de repérer « là où quelque chose subsiste ». Elle a cette confiance indéfectible : tant que le corps reste en vie, il y a « du sujet », et donc quelque chose à faire. Même si le sujet, pour survivre, semble se protéger en se repliant au plus profond de lui-même, Dolto pense qu'il est possible de relancer sa « dynamique du vivre ».

C'est une attitude nouvelle devant de telles atteintes, c'est aussi la mise en place de soins qui ne pouvaient exister auparavant.

La prépsychose

La prépsychose, Dolto en parle lorsque, ayant en consultation un enfant, elle constate, par des questions posées à l'entourage, que cet enfant, au cours des semaines et des années précédentes, ne présentait pas de troubles graves. Il n'y avait pas chez lui d'éléments psychotiques visibles, l'enfant grandissait normalement, et pourtant cela devient une psychose. Si la question de Dolto est « pourquoi ? » – pourquoi le sujet a-t-il mis en place de tels éléments défensifs ? –, ce qu'elle veut c'est comprendre « où ? » dans l'histoire du patient cela s'est ainsi noué, « comment ? » se sont désarticulées entre elles les différentes composantes des images du corps. Dolto veut revenir à ce point pour soigner par le lien analytique ces désordres qui ont laissé le sujet humain de côté.

Elle comprend que certaines névroses précœdipiennes – qui se mettent en place avant l'œdipe – non soignées et passées inaperçues pour l'entourage peuvent devenir des névroses graves. C'est une idée féconde qui permet à Dolto de se mettre au travail. Elle découvre que ces névroses précoces laissent pour trace ce qu'elle appelle une « enclave psychotique », enclave qui, elle-même, est le berceau d'une future psychose. À la défaveur d'un événement malencontreux, la fêlure qui était déjà là apparaît, la psychose se déclenche.

Pour Dolto, ces enclaves sont les effets sévères de castrations mal données. Il y a eu trop de frustrations graves en lieu et place de castrations symboligènes, des frustrations et non des symbolisations. Face à la frustration, l'enfant n'a pu maintenir la continuité de son image de base, il a accepté d'abandonner la partie de son corps concernée par la pulsion. Il n'a pu, de ce fait, recevoir les effets promotionnants d'une castration qui n'a pas eu lieu ; au contraire, il s'en trouve dénarcissisé.

Sous la pression, par exemple, l'enfant laisse sa mère décider du moment où il ira sur le pot, il perd ainsi l'autonomie de son corps au niveau anal. La mère croit son enfant devenu propre, mais pour la réalité psychique de celui-ci, son image de base anale est atteinte et, par conséquent, les capacités qui y sont associées. Au lieu d'une traversée de l'épreuve, il y a un traumatisme symbolique. Plus tard, devant une difficulté, la pulsion déstructurée, non castrée entraîne une régression. C'est ainsi que des troubles, en apparence mineurs, peuvent se révéler être des atteintes de l'image du corps, qui sont en fait des enclaves psychotiques.

> Ici, nous pensons à Léon, autre petit patient de Dolto, si représentatif de ce type d'atteinte[1]. Léon, qui ne présente aucun trouble neurologique, n'a pourtant aucun tonus musculaire, il ne peut se déplacer qu'en s'appuyant le long des murs ou soutenu par quelqu'un. Tout petit, dès qu'il a su s'asseoir, il est attaché par sa mère dans sa chaise haute, de là, il regarde ses parents travailler. Plus tard, c'est sur son pot qu'il passe ses après-midi à attendre, là aussi attaché. Son image anale, interdite à la motricité, a inhibé jusqu'à son schéma corporel : il y a eu impossibilité totale de cohésion des images fonctionnelle et érogène – le désir moteur est impossible, par contre la demande de propreté est coercitive. Léon n'a pu mettre en place une représentation de son dos apte à le soutenir. Il n'y a eu, pour lui, aucune castration anale symbolisable, et de ce fait, aucune possibilité d'entrer dans l'œdipe.

Ce faisant, Dolto questionne aussi l'autisme et l'organisation de la psychose.

L'autisme

Concernant l'autisme, elle emploie l'expression « tomber dans l'autisme », car « *il s'agit d'une chute dans une image du corps du passé*[2] ». Pour Dolto il y a toujours, dans l'autisme, une rupture traumatique et très précoce du lien symbolique mère-enfant. Sous l'effet de ce traumatisme, il y a une perte

---

1. *L'image inconsciente du corps*, op. cit., p. 285.
2. *Inconscient et destins*, op. cit., p. 71.

totale des repères, l'enfant ne peut continuer à avancer, ses désirs et ses besoins ne peuvent plus s'associer, la pulsion qui devrait être actuelle ne peut pas être investie. Il n'y a pas de place pour l'image du corps suivante, le sujet régresse à son image du corps passée, là où il se sent avec sa mère d'avant ; alors il attend, figé.

Ces traumatismes ayant lieu précocement, la régression se fait sur une image de base si rudimentaire qu'elle ne pourra plus évoluer. Car cette image de base ne s'associera pas à une image fonctionnelle, mais à une perception qui représente pour l'enfant la relation à sa mère, et qui en prendra place. C'est une réelle amputation de l'image du corps, il n'y aura alors plus de rencontre possible, pas même avec sa propre mère.

Dolto repère cette régression dans les gestes compulsifs de l'enfant autiste, gestes qui, pour lui, font sens de présence maternelle.

> Elle nous relate le cas d'un garçon dont elle s'est occupée, pour lequel elle a mis un certain temps à comprendre le sens du seul geste qu'il était capable de faire. Cet enfant mimait une machine à coudre. Depuis sa naissance, il restait dans son lit, seul avec sa mère, couturière, qui travaillait à la maison.

Ce garçon exprimait par ce geste la seule relation où sa mère, pour lui, semblait vivante. Seule relation qui avait pu prendre sens, et où le sujet, toujours présent malgré l'image de base archaïque, actualisait une histoire inconsciente au lieu de la symboliser.

La psychose

Au regard de la psychose, Dolto pense qu'il y a une phobie précoce, phobie qui serait le noyau même de la psychose et non un symptôme psychotique. L'enfant projette ses pulsions sur le monde extérieur, mais il ne les reconnaît pas comme telles. Elles vont se révéler à lui comme une menace, créant une phobie qui envahit tout contact avec autrui. Sous le poids de l'angoisse, le désir et l'image du corps ne peuvent plus s'articuler, la psychose apparaît, alors, comme un mode de défense de l'image de base.

Donnons ici l'exemple que Dolto nous présente dans *L'image inconsciente du corps*.

> Une petite fille de deux ans et demi part avec ses parents en voyage à l'étranger. Pendant leurs activités touristiques, ses parents la font garder par une nourrice qu'elle ne connaît pas, qui ne lui parle pas sa langue. Elle reste de surcroît dans une chambre d'hôtel, dont les murs sont couverts de miroirs.

En deux mois, cette enfant est devenue schizophrène : « *Elle s'est perdue, éparpillée… en bouts de corps visibles dans les miroirs, morcelée dans tout l'espace et sans présence amie*[1] », au lieu de découvrir son image unifiée dans le miroir.

Un autre aspect que développe Dolto concernant la psychose est celui du « ratage » des castrations.

Le désir de l'enfant ne rencontre pas l'interdit, la pulsion ne peut se symboliser. Mais l'enfant grandit et la pulsion passe

© Groupe Eyrolles

---

1. *L'image inconsciente du corps, op. cit.*, p. 148.

au niveau supérieur ; l'enfant est alors dans un mode de relation décalé par rapport à la pulsion actuelle. Il se trouve piégé dans une contradiction qui fera confusion entre son désir qui est à un certain niveau, et son image du corps qui est à un autre niveau. L'image de base est alors en risque de se désolidariser des deux autres composantes de l'image du corps. L'enfant est en quelque sorte livré à ses seules pulsions qui ne rencontrent pas la loi. Elles vont investir anarchiquement telle ou telle zone fonctionnelle ou érogène au lieu d'être au service de la relation.

Le vide relationnel et l'angoisse de mutilation font, là aussi, régresser l'enfant à une image du corps passée. Cette fois, il remplace sa mère par une partie de son corps, ou par des sensations viscérales ; l'enfant se morcelle pour se croire en relation avec un autre. Un enfant psychotique peut, par exemple, se balancer pendant des heures dans son lit, comme sa mère a pu le bercer, comme s'il était encore avec elle.

Dolto impute l'essentiel de l'étiologie des psychoses aux perturbations graves de la période orale. Car sans effet symboligène de la castration orale, il ne peut y avoir d'accès véritable à l'étape suivante : l'étape anale qui, elle aussi, est une condition indispensable pour un avenir œdipien.

L'avancée de Dolto, son apport pour la psychanalyse, comme pour les parents d'enfants en grande difficulté, c'est qu'elle soutient qu'il est toujours possible de structurer un mode de communication avec un enfant psychotique. En effet, si l'analyste, respectueux des défenses de l'enfant psychotique, reconnaît humainement et symboliquement cet enfant, le lien patient-analyste, sous condition de la disponibilité au plus archaïque, peut s'amorcer. Il reste le travail, temps long et difficile : remonter l'histoire, réveiller la dynamique pulsionnelle, retourner là où l'image du corps a cessé d'évoluer, alors même que, pour Dolto, elle est demeurée « récupérable ». C'est essentiellement par les paroles que l'analyste donne à l'enfant de ces images inconscientes du corps que se symbolisera ce qui n'a pu être symbolisé. Lorsque les étapes n'ont pas été franchies, il faut toujours en refaire le chemin.

La position de Dolto sur la psychose est déterminée par sa certitude du maintien de la fonction symbolique chez l'être humain, quelle que soit la gravité de ces symptômes. C'est une position qui, pour les parents, pour les enfants, pour les soignants également, est prometteuse, encourageante et ô combien soutenante.

Chapitre 7

Dolto militante

Françoise Dolto, à l'évidence, a mis sa vie au service des enfants. Elle a voulu ouvrir à un public aussi large que possible ce que la psychanalyse lui avait appris, principalement la « difficulté de vivre » pour les petits.

Par son œuvre, elle a posé des interrogations majeures pour la psychanalyse de l'enfant, elle a également mis en mouvement un questionnement indispensable sur les soins aux enfants, sur l'éducation, sur l'importance de la tâche civilisatrice attendue de chaque génération et sur ce qu'était pour elle la nécessité absolue d'être civilisé.

Sa lutte fut aussi celle de la transmission :

● transmission de ses recherches et découvertes, par ses séminaires de psychanalyse auprès des professionnels de l'enfance, mais aussi par la tenue de sa consultation gratuite à l'hôpital Trousseau, hôpital pour enfants, de 1940 à 1978 ;

● transmission dans le cadre des écoles psychanalytiques : elle est membre de la Société psychanalytique de Paris jusqu'à la scission en 1953. Elle participe avec Jacques Lacan et Daniel Lagache à la création de la Société française de psychanalyse jusqu'à la seconde scission en

1964. Puis elle reste auprès de Lacan qui fonde l'École freudienne, jusqu'en 1980 ;

- transmission orale auprès du grand public : elle est la première psychanalyste parlant à la radio. Elle y raconte son expérience, partage ses connaissances et son savoir : *Docteur X* sur Europe 1 de 1967 à 1969, *Lorsque l'enfant paraît* sur France Inter en 1976 et 1977 ;

- transmission de la dette symbolique : pour Dolto, chaque génération a des responsabilités envers les petits qu'elle met au monde, ces responsabilités doivent s'échanger le moment venu. La vie, dit-elle, dans un mouvement dynamique est faite d'épreuves et d'initiations qui se partagent et se transmettent ;

- transmission de la psychanalyse hors du champ de la psychanalyse : par la création de la Maison Verte en 1979, par sa participation à l'école de la Neuville.

La Maison Verte

Créée par Dolto, avec d'autres psychanalystes, la Maison Verte ouvre ses portes en janvier 1979, dans le 15e arrondissement de Paris. L'équipe y est pluridisciplinaire. Elle se compose de psychanalystes, certes, mais aussi de professionnels de la petite enfance : des psychologues, des éducateurs. La Maison Verte se veut un lieu d'accueil et d'écoute des tout-petits et de leurs parents, ce n'est pas un lieu de soins. C'est « tout simplement » un lieu pour le plaisir d'être ensemble, pour le plaisir des jeux, un lieu pour le plaisir des échanges et des paroles.

Les enfants y sont reçus de la naissance à l'âge de quatre ans, soit avec leurs parents, soit avec la personne qui s'occupe d'eux. Il s'agit d'enfants qui n'ont pas encore fait l'expérience de la séparation pour entrer dans la collectivité (comme les crèches ou les garderies). C'est dans ce climat de sécurité, puisque les parents sont présents, que l'enfant peut découvrir à son rythme, à sa manière comment s'éloigner progressivement de sa mère pour aller vers les autres. C'est un lieu de socialisation, de préparation à la séparation, de prévention des troubles de la relation parent-enfant. Un lieu où la parole prime.

Aujourd'hui, il y a près de deux cents lieux en France qui se sont inspirés de la Maison Verte. Il en existe aussi, d'un autre style, qui prennent en compte son souci constant de prévention : ainsi sont nés des lieux de rencontre et d'échange pour les enfants et les parents rencontrant des difficultés diverses.

L'école de la Neuville

Cette école ouvre ses portes en 1982, en Seine-et-Marne. Françoise Dolto en est la marraine, comme Fernand Oury en est le parrain. Tous deux ont en effet participé à l'élaboration de ce projet. Jusqu'à la fin de sa vie, Dolto y maintient sa présence comme conseillère auprès des fondateurs.

Dans cette école, inspirée de la pédagogie institutionnelle, les élèves participent activement à la vie quotidienne, ils participent aussi aux décisions qui concernent le règlement et le fonctionnement de leur école. Mais la véritable originalité de la Neuville repose sur le désir de savoir, sur la relation et sur la valeur du groupe. Des notions que nous connaissons bien maintenant chez Dolto.

Si Dolto était psychanalyste et utilisait toutes les possibilités thérapeutiques de la psychanalyse dans sa pratique en individuel avec ses patients, elle a également cherché quels pouvaient en être les bienfaits pour améliorer la vie quotidienne des familles. Elle a ainsi élargi sa compréhension aux domaines éducatifs, pédagogiques et sociaux. Son objectif reste celui de prévenir et de modifier les rapports susceptibles d'entraîner des souffrances. C'est en quelque sorte une forme sociale de la fonction de la psychanalyse.

Mais, quelle que soit son implication dans le monde des soins et de l'éducation, Dolto n'a jamais cherché à faire école, elle considérait que « faire du Dolto » n'avait pas de sens. Et puis, elle trouvait cela ridicule tant ses propos exprimaient exactement l'inverse. Le souhait de Dolto, c'est que chaque psychanalyste trouve ses propres moyens, y compris en faisant évoluer la théorie, afin qu'il puisse entendre ses patients. De la même manière, avec les parents et les éducateurs, la démarche de Dolto consiste à aider ces derniers pour pouvoir entendre et comprendre l'enfant qui se trouve face à eux. Il n'est pas question de conseil généralisable, pas question non plus de diriger. La méthode pour Dolto est un outil réellement antipédagogique, l'essentiel à ses yeux, c'est l'adulte de référence. La vie de cet adulte a-t-elle valeur d'exemple pour les petits dont il a la charge ?

Une autre de ses luttes fut la question de la femme. L'intérêt de Dolto pour les enfants est absolument majeur, comment aurait-elle pu ne pas y associer les femmes, alors que ce sont elles, majoritairement, qui ont à charge quotidienne les enfants ? Comment aurait-elle pu ne pas s'intéresser aux femmes, dans cette époque de grande mouvance que furent pour la condition féminine les années soixante ?

Pourtant, le travail de recherche que Dolto a effectué autour de la femme et de sa sexualité reste peu connu.

En 1960, à la demande de la Société française de psychanalyse, Dolto travaille à un rapport sur le thème de la « libido féminine ». Elle présente ce travail au congrès de psychanalyse d'Amsterdam. Lacan lui adresse sa réplique devenue célèbre : « *Eh bien, pour parler comme tu parles, tu es culottée*[1] *!* » Il est probable que Lacan pointe ainsi les aspects différents et novateurs que Dolto exprime. Elle témoigne comme femme, comme mère, riche aussi de vingt ans d'expérience clinique avec les femmes. Malgré cela, son intervention est peu retenue. Elle reprendra ce sujet pour le développer davantage et le publier sous le titre *Sexualité féminine* en 1982.

En mai 1968, Dolto rencontre Simone de Beauvoir et Françoise Sagan. Elle jouera un rôle important à leur côté, contribuant avec elles à faire émerger le mouvement féministe politique.

Dolto, comme de nombreux intellectuels de cette époque, fut signataire de la pétition adressée au Parlement, appelant à l'abrogation de plusieurs articles de la loi sur la majorité sexuelle et la dépénalisation de toutes relations consenties entre adultes et mineurs de moins de quinze ans.

---

1. DOLTO F., *Sexualité féminine*, Gallimard, Folio Essais, 1999, p. 10.

Dolto subversive ?

Françoise Dolto fut révolutionnaire à bien des égards. Sa façon de penser l'enfance fit scandale à une époque, pas si lointaine, et pourtant révolue, et sans doute grâce à elle. Que l'on soit pour ou contre Dolto (et les controverses sont nombreuses), l'enfant n'est plus du tout ce qu'il était avant elle.

D'ailleurs, l'enfant existait-il vraiment, avant Dolto ?

L'ordre établi fut réellement bouleversé lorsqu'elle nous présente l'enfant comme « *sujet à part entière, à égalité avec les adultes et à respecter comme tel* ».

Encore ne fallait-il pas l'entendre comme une morale égalitaire, provocatrice ou revendicatrice, ni comme une leçon de vie où l'enfant deviendrait citoyen ayant uniquement des droits, y compris civiques, et les parents uniquement des devoirs.

Il fallait, il faut l'entendre comme elle l'a dit : l'enfant est entièrement sujet, capable de s'exprimer, de communiquer avant même de posséder le langage parlé. Cela fait de lui un être responsable de ses paroles et de ses désirs, ainsi qu'un être apte à assumer sa vie.

C'est une découverte, *sa* découverte, en même temps qu'elle s'insurge contre les normes éducatives, pédagogiques, sociales alors à l'œuvre autour de l'enfant, normes qui jusqu'à Dolto n'ont pas été remises en question. Elle s'insurge aussi contre les effets « pervers » d'un désir parental qui ne reconnaît pas la personne dans l'enfant et lui impose ses propres désirs d'adulte.

Chapitre 8

La cause des enfants

« *En dépit des apparences, la condition de l'enfant n'a guère varié depuis 4 000 ans[1].* »

« *La cause des enfants ne sera pas sérieusement défendue tant que ne sera pas diagnostiqué le refus inconscient qui entraîne toute société à ne pas vouloir traiter l'enfant comme une personne, dès sa naissance[2].* »

Quelles que puissent être les différences entre les enfants – géographiques, culturelles, sociales, etc. –, le dénominateur commun, aux yeux de Dolto, est que le sort de l'enfant dépend de l'attitude de l'adulte. Quoi de plus normal, semble-t-il, à l'époque ?

Et si l'on retournait l'ordre régissant le monde ? Si le sort de l'enfant pouvait dépendre de qui il est, de ce qu'il est, de ce qu'il désire ? De sa créativité, de ses inventions, de ses découvertes quotidiennes. Si l'on tenait compte des potentialités de l'enfant, de ses capacités, de son « génie » naturel, plutôt que de son immaturité ?

---

1. *La cause des enfants*, *op. cit.*, p. 206.
2. *Ibid.*, p. 201.

Sommes-nous capables d'écouter les sentiments, les perceptions, les connaissances d'un petit, plutôt que de lui demander d'être conforme à ce qu'attend l'adulte, dans un mimétisme conscient ou inconscient ?

Prenons-nous au sérieux les peines, les joies, les souffrances, les cris de l'enfant, comme nous recevons celles et ceux d'un adulte ? Accordons-nous aux enfants l'importance qu'ils méritent ? Ne les pensons-nous pas plutôt naïfs, innocents, faibles ou futiles ? Pouvons-nous apprendre d'eux, autant que nous leur demandons d'apprendre des adultes ? Les écoutons-nous en accordant à leurs paroles l'intérêt qu'elles ont à leurs yeux, en sachant qu'ils ont besoin de dire ce qu'ils disent ?

« Pourquoi paraît-il subversif de rappeler la valeur inappréciable d'un être humain en devenir[1] ? »

L'éducation n'est pas un dressage

Hors de la psychanalyse, la révolution que Dolto nous apporte, c'est son appel pour la cause des enfants.

Il faut le rappeler encore, avant Dolto, l'éducation des enfants est véritablement affaire de dressage. Dressage à être sage, à ne pas déranger, à ne pas se manifester ; à cette époque, plus un enfant est silencieux, plus les parents sont contents, plus ils sont perçus comme de « bons parents ». Les enfants n'ont pas le droit de parler à table, on ne leur demande pas leur avis ; leurs pensées, opinions ou paroles n'ont aucun poids. Et que dire de leurs désirs, si ce n'est

---

1. *Ibid.*, p. 207.

qu'ils doivent endosser ceux de la génération passée ? Il faut vraiment que surgisse « une » Dolto pour réaliser qu'un enfant « sage » est souvent un enfant inhibé quant à ses désirs, quant à son autonomie, un enfant replié. Pour comprendre que la santé mentale et le développement harmonieux de l'enfant ne sont pas forcément synonymes de confort pour les parents. Pour que la question de l'éducation soit davantage centrée sur ce dont l'enfant a besoin – y compris au sens des désirs, avoir besoin qu'il y ait la place pour désirer – que sur la tranquillité des parents.

Plaidant la cause des enfants, Dolto demande la fin du dressage au profit d'une éducation humanisante, conforme à l'éthique humaine qui est de progresser.

Car, dès lors qu'un bébé s'est mis debout sur ses jambes, par exemple, il aura envie de marcher. C'est cela, progresser, pour l'être humain, être porté par son corps vivant, soutenu par son désir dans la présence d'un autre. Alors l'enfant sent qu'il peut, il veut, il fait, il acquiert. Et c'est ainsi dès la naissance : le premier regard porté sur la mère est déjà appel et signe « à devenir ».

Mais, pour s'accorder à cette éthique, il faut que l'enfant soit entendu pour ce qu'il est, entendu là où il en est ; il faut aussi qu'il soit éduqué. Pour pouvoir éduquer, pour être éduqué, il faut un cadre, des règles, des interdits. C'est parce que les parents eux-mêmes respectent les interdits qu'ils peuvent éduquer leur enfant comme « sujet en devenir ».

Pour Dolto, le rôle des parents est fondamental. Il existe ce devoir vis-à-vis des enfants que l'on met au monde, tout parent doit à son enfant de l'éduquer. Ce rôle est marqué par l'autorité parentale. Toutefois Dolto le signifie distinctement : l'autorité n'est pas la toute-puissance parentale.

L'idée n'est pas que l'enfant soit angoissé, inhibé ou effrayé par ses parents, sûrement pas, mais plutôt qu'il soit rassuré par des limites qu'il connaît et reconnaît de jour en jour. Des limites que les parents ont tour à tour données, des limites qui ne peuvent se poser que si est énoncé clairement ce qui est permis, et de même ce qui est interdit. L'éducation doit être, mais l'éducation, ce n'est pas la coercition.

Pour Dolto, l'enfant doit être écouté, entendu. Il doit l'être dans ses besoins du corps, qui ne sont pas les mêmes pour tous, mais qui répondent à des rythmes individuels à repérer et à respecter. Il doit l'être dans ses mouvements moteurs et psychomoteurs : l'enfant doit pouvoir remuer, bouger, jeter, déchirer. Ce sont pour lui des moyens de découverte, des voies pour s'intéresser et s'inscrire dans le monde autour de lui.

Cet appel à l'écoute a d'autres conséquences encore.

Les sanctions, si elles existent, et elles le peuvent, ne sont pas faites pour inhiber les moyens d'expression de l'enfant ou ses possibilités créatrices. Une punition est justifiée si elle fait sens fécond d'apprentissage d'un interdit formateur. Elle ne doit pas humilier l'enfant, elle ne doit pas non plus le dérythmer par rapport à ses propres sensations. Si ce qui est bon pour lui est mauvais pour l'adulte, sans qu'on lui en donne la raison sensée, l'enfant sera en proie à des conflits internes insolubles.

Tous les enfants, lorsqu'ils en ont acquis la capacité, ont un jour envie de dessiner en grand format. Les murs de la chambre ou du couloir sont fréquemment le support qu'ils inventent à cet effet. Si la réaction des parents, devant les essais de chef-d'œuvre de l'enfant, est excessive, l'enfant aura peur, il sera attristé. Mais il ne comprendra pas pourquoi dessiner est tout à coup mauvais, pourquoi sa créativité déclenche une telle hostilité. Si les parents expliquent et apprennent à l'enfant qu'on ne dessine pas sur les murs, s'ils l'encouragent en lui donnant des grandes feuilles, non seulement l'enfant comprendra et intégrera ce qu'on lui demande, mais il aura de surcroît confiance en sa valeur et ses initiatives.

À la maison comme à l'école, ce qui est demandé à l'enfant, ce qui lui est imposé aussi, tels que les différents apprentissages, la discipline, les contraintes collectives, les obligations scolaires, cela ne peut ni ne doit être une demande de soumission ou d'aliénation au désir de l'adulte.

Il ne s'agit pas d'apprendre à l'enfant à penser, à dire, à faire comme l'adulte, pas plus que de l'obliger à se taire. Il s'agit plutôt qu'il ait droit à un espace de communication à égale valeur de celui de l'adulte.

L'enfant n'est pas non plus à surprotéger. Il n'est pas davantage un objet de maîtrise ou de valorisation de ses parents. Le chemin de l'enfant ne doit pas être une réponse à la demande, au modèle ou à l'anxiété des parents.

Bien sûr, être parent c'est difficile. C'est une énorme responsabilité. Mais l'angoisse qui en résulte ne doit pas limiter l'enfant qui la reçoit comme une absence de confiance, alors inhibante pour lui. De même, les désirs des parents ne peuvent se déplacer sur leur enfant : un enfant ne doit pas se limiter parce que sa mère a peur, il ne doit pas choisir son métier pour répondre aux désirs de son père.

L'enfant doit se développer selon sa propre orientation, dans le sens de son désir, à l'écoute des interdits fondateurs donnés par l'adulte, sans être pour autant détourné de ses potentialités et ressources personnelles qui sont, par essence, différentes de celles de ses parents.

Les moments à risque

Il y a des moments spécifiques de fragilité dans la vie, il y en a beaucoup dans la toute petite enfance de chaque être humain. Ces moments peuvent être pièges ou menaces pour l'intégrité et la survie psychique du petit être, et Dolto nous a appris à les repérer. Ces moments, nous l'avons vu, sont appelés « castrations » (voir le chapitre 5 page 61). N'oublions pas que bien que nécessaires, avant d'être fécondes par leurs « fruits symboliques », les castrations sont d'abord des périodes de grande fragilité. Si elles représentent chaque fois pour l'enfant une séparation de sa mère, c'est aussi la perte de ce qu'il se sentait être avant. Dolto parle de la perte d'un « lui d'avant ». Dans cet état de fragilité, si un incident, un événement douloureux ou un traumatisme survient, l'enfant risque de ne pas se retrouver, de ne pouvoir maintenir une continuité avec sa mère, de ne pouvoir dépasser l'épreuve.

Si l'on peut repérer des moments plus fragiles, rien n'est pourtant généralisable. Aucun événement n'a jamais le même effet sur personne, et qui travaille avec des enfants ou en relation avec la souffrance sait parfaitement que de petits incidents peuvent avoir des effets dramatiques, alors que certains traumatismes graves, contre toute attente, se dépassent. Les facteurs sont multiples et les parents n'ont pas à se sentir responsables, même si l'apparition de certains symptômes peut sembler de leur fait. D'où l'importance de prendre en compte toute la dimension relationnelle autour de l'enfant. Ce que Dolto faisait.

Plus l'incident ou le traumatisme sont précoces dans la vie d'un enfant, plus grands seront les risques. Plus l'enfant est démuni en moyens physiques et psychiques, plus il sera atteint.

La grossesse

Si la contraception a radicalement modifié le rapport à la grossesse, il n'en reste pas moins vrai que tout enfant reçoit une puissance symbolique plus ou moins importante selon la façon dont la conception et la grossesse sont vécues par la femme et par le couple.

Tous les chocs profonds ou violents qu'une mère peut subir pendant sa grossesse sont des dangers majeurs pour la dyade mère-enfant sur laquelle repose la vie de l'embryon et du fœtus.

> Élise est enceinte de quatre mois lorsqu'elle apprend le décès brutal de son père. Le manque et la peine sont intenses, mais plus encore, ce sont la soudaineté et la violence de la mort qui font perdre à Élise ses repères. Elle n'arrive pas à se représenter ce qu'elle vit. Et malgré la lutte menée, Élise sombre dans une dépression profonde. Il lui faut plusieurs mois pour se retrouver et sentir à nouveau le lien affectif au bébé qu'elle porte.

Des traumatismes qui ébranlent jusqu'à la vie de la mère peuvent lui faire oublier, au sens inconscient du terme, l'être qu'elle abrite au creux de son ventre. Cet oubli est parfois atteinte du lien vital et du lien symbolique, qui unissent l'enfant à sa mère. Comme nous le voyons avec Élise, qui, enceinte, subit ce drame, ce n'est pas une hostilité de la mère envers son futur bébé, c'est une indisponibilité inconsciente, une question de force majeure. Ce peut être aussi le cas de femmes quittées par leurs maris durant leur grossesse, par exemple. Cette atteinte du lien vital chez l'enfant peut engendrer des symptômes psychiques graves, même s'il a survécu.

La naissance

Toutes les difficultés pouvant survenir pendant l'accouchement mettent également en péril ce lien mère-enfant absolument vital : une césarienne en urgence, la mère ou l'enfant en danger de mort, la séparation par éloignement de l'enfant dans une autre unité hospitalière, par exemple. Tout événement susceptible de créer une angoisse en lieu et place du bonheur prévu de la naissance peut rompre le seul lien que l'enfant a, qui est lien à sa mère, et peut l'empêcher de constituer un lien à un autre, vital pour se développer et se structurer de façon satisfaisante.

Si jamais la mère décède, ou s'il y a abandon de l'enfant, des risques sévères d'atteintes de l'image du corps du nourrisson peuvent surgir, entraînant des symptômes pouvant aller jusqu'à l'autisme.

Face à de telles complications, face à la perte de la relation interpsychique à la mère, seules des paroles authentiques et justes sur ce qui arrive à l'enfant peuvent lui permettre de rétablir une cohésion interne, indispensable pour restructurer son image du corps amputée, son image de base, partie avec la mère. Lorsqu'il n'y a pas de paroles, la disparition de la mère, unique référence sensorielle et unique médiatrice du monde extérieur pour l'enfant, produit chez celui-ci un véritable cataclysme psychique dont les effets seront présents à vie.

Au-delà de ces faits gravissimes, si l'accouchement se passe correctement, ce qui est déterminant pour l'enfant, c'est le bonheur ou l'angoisse qu'il apporte à ses parents. À ses parents en premier lieu, mais aussi à ses frères et sœurs, et même à ses grands-parents, car tout enfant s'inscrit dans sa famille et, pour Dolto, ce sont toujours trois générations qui sont concernées. Il y aura en conséquence pour l'enfant, de façon presque instantanée, les forces que cette triangulation, concrétisée par sa venue au monde, lui apportent ou non.

Dolto, par ses demandes préventives, a fortement mis en question le pouvoir médical de l'époque. Si aujourd'hui la grossesse et la naissance sont de nouveau très médicalisées, l'« époque Dolto » a permis à au moins une génération de mères d'accéder à l'accouchement sans douleur, à l'accouchement sans violence, aux attentions spécifiques et nécessaires aux femmes enceintes, aux jeunes accouchées ainsi qu'à leur nouveau-né.

D'autres périodes, vécues plus au sein de la famille, sont à risques, elles aussi. Le point sur lequel Dolto insiste est cet écueil, pour le petit humain, d'une fracture ou rupture psychique, s'il est traité seulement en tant qu'être de besoins. Ce sont les menaces fréquentes, insidieuses qui peuvent peser sur l'enfant autour du sevrage et de la propreté, et donc, de ce fait, autour de la castration orale et de la castration anale. Il existe aussi des risques lorsque l'enfant, quel que soit son âge, est physiquement malade.

Dolto sensibilise les mères aux effets nocifs d'un sevrage mal fait, non fini. À une éducation sphinctérienne trop précoce ou trop sévère. À tout ce qui, chez l'enfant, peut dissocier le sujet et son corps. Car alors, l'image du corps est altérée, l'enfant n'a de solution que la mise en place de symptômes régressifs pour tenter de se reconstruire.

Le sevrage, ainsi, est manqué ou en partie raté s'il n'ouvre pas l'enfant à d'autres relations que celle qu'il a à sa mère. Certes, l'enfant n'a plus droit au sein, mais il reste imaginairement collé à sa mère, y compris quand elle est absente. L'enfant n'a pas symbolisé cette perte du corps à corps, il n'a pas bénéficié des effets symboligènes de la castration orale. Tout se passe pour lui comme si la bouche, au lieu de s'ouvrir au langage, était partie avec le sein. Cette bouche se promène maintenant dans l'espace, projetée par l'enfant à l'extérieur de lui, sous sa forme inversée ; c'est elle alors qui prend l'enfant (dans son imaginaire) pour objet de désirs. Nous voyons cela dans les terreurs des petits, des terreurs telles que la peur du crocodile sous le lit, du loup dans le couloir, ou celle de mâchoires en tous genres, féroces et susceptibles de se promener dans l'espace. Ces peurs si fréquentes, presque universelles, nous indiquent combien le moment du sevrage est délicat. Sans doute l'est-il aussi pour les mères qui doivent se priver de ces instants privilégiés auprès de leur bébé. De surcroît, le moment du sevrage coïncide souvent avec la reprise du travail, source d'angoisses supplémentaires pour les deux protagonistes, angoisses qui viennent compliquer la possibilité de résolution de l'épreuve.

Vis-à-vis de la propreté, Dolto alerte sur la trop grande précocité des demandes de la mère, sur les injonctions autoritaires ou sur les punitions. Lorsqu'un enfant a atteint l'âge neurologique qu'il convient d'avoir pour être « propre », la continence apparaît en deux jours. C'est le désir même de l'enfant, le désir de faire comme les grands qui est là, efficace, ce n'est pas pour « faire plaisir à maman ». Avant cet âge, il s'agit d'un « dressage » dont les dommages vont bien au-delà des risques d'énurésie ou d'encoprésie. Car la période de la continence (voir chapitre 5, page 69) est celle de l'acquisition de l'autonomie, celle du sentiment de liberté à « être capable de faire seul ». S'il y a dressage ou si cette castration est ratée, il n'y a plus d'espace sécurisé par la mère pour que l'enfant puisse avancer. Il ressent alors ses mouvements et initiatives comme anxiogènes pour sa mère. Il s'inhibe puis se met en relation de dépendance ou de soumission à elle. L'obstacle pour l'enfant est d'autant plus important qu'il ne se sent avoir de valeur pour sa mère que par son corps. Alors même qu'il a besoin d'encouragements spécifiques pour se donner le droit et la liberté d'agir seul, en accord avec ce que son développement lui permet.

Prenons également ces moments de grandes difficultés : les enfants peuvent être malades, physiquement et parfois gravement. Temps extrême de fragilité pour le maintien de l'image du corps et pour la suite de sa structuration, car l'enfant y perd sa sécurité interne. Un enfant malade est toujours angoissé par les sensations inconnues qu'il ressent dans son corps. Si personne ne met les mots sur les symptômes de la maladie, sur ce qu'ils provoquent dans le corps, l'enfant devient une sorte de « seul schéma corporel » livré aux angoisses et aux pulsions de mort. Son image du corps ne peut plus le renseigner sur lui-même, c'est la maladie qui gouverne ce que l'enfant éprouve, sans qu'il sache ce qui lui arrive, ni pourquoi.

Depuis Dolto, personne ne laisserait son bébé ou son enfant petit en garde, que ce soit en crèche ou en nourrice, sans qu'il y ait eu cette fameuse phase d'« adaptation ». Moment de préparation qui s'avère essentiel à la séparation, pour accéder à la sécurité et à l'autonomie, pour développer les capacités relationnelles futures des enfants sans leur mère. Dans le même ordre d'idées, les services hospitaliers pour enfants proposent aujourd'hui des lits d'accompagnant dans les chambres des enfants hospitalisés. Ces lits autorisent la présence diurne et nocturne des mères, des pères éventuellement, au cours des hospitalisations que peuvent avoir à vivre les enfants.

D'autres moments encore sont susceptibles de fragiliser un enfant. Suivons Dolto et prenons une à une ces séparations. Elles sont séparations physiques dans la distance à la mère et séparations symboliques par leurs effets ; elles se situent jusqu'à l'âge de la résolution de l'œdipe, qui correspond à l'âge de la « grande école ». Si l'entrée en maternelle, pour un enfant de deux ou trois ans, est une réelle ouverture à la collectivité et aux enfants du même âge, elle n'en est pas moins une véritable révolution dans sa vie. Les rythmes de l'école, les activités que l'institutrice propose, la présence entourante n'ont plus rien à voir avec l'unicité et les désirs de chacun. Il faut « s'adapter » et souvent, à ce moment-là, les enfants éprouvent ces situations comme à contresens de leur vie et de leur corps. Jouer ensemble – être en récréation par exemple – quand l'enfant a besoin de paix, faire la sieste quand il est en pleine forme, se taire quand il a envie de chanter... Les enfants sont très inégaux devant la nécessité de modifier, sans risque, leurs rythmes et leurs désirs. Ces différences de capacité d'adaptation sont fonction de la sécurité acquise par chaque enfant. Fonction aussi du sens qu'on lui transmet par rapport au changement qui apparaît. Là encore, ce sont les paroles reçues et échangées dans la confiance avant, pendant et après l'apprentissage de cette nouvelle vie qui aident l'enfant à se sentir « cohésif[1] » malgré des modifications qui ne lui conviennent pas. Si les moyens lui sont donnés pour que cette cohésion soit maintenue, il pourra intégrer les changements. Par exemple, une mère pourra dire à son enfant : « À l'école, ce n'est pas comme à la maison. On vous demande à tous la même chose en même temps, et moi je te demande de faire ce qu'on te demande. » Ou encore : « Les autres enfants sont comme toi, la maîtresse n'est pas leur maman non plus, mais nous lui faisons toute confiance. » Elle pourra également rassurer

---

1. Voir le chapitre 10, « Parlez-vous Dolto ? », page 120.

son enfant : « Pendant que tu es à l'école, je suis au travail, je pense à toi et nous nous retrouvons ce soir. »

Mais Dolto n'est ni pédagogue ni éducatrice, ses propos sont toujours issus de ce que lui ont enseigné la psychanalyse et ses patients. Si elle s'appuie sur la psychanalyse, c'est d'abord comme moyen thérapeutique individuel, unique réponse pour elle face aux désordres et dommages graves que chaque enfant est à même d'avoir à supporter un jour. C'est ensuite un ensemble de connaissances, le seul à ses yeux qui vaille pour la compréhension de l'individuation et de l'identité de chacun. C'est enfin un moyen de soigner et de lutter contre la maladie mentale, d'agir donc pour une prévention efficace, partout où il y a des enfants. Pour mener à bien cette lutte, elle nous alerte, nous prend à partie, nous convoque : « *Le travail qui s'ouvre devant nous depuis qu'on a compris ce qui se passe dans l'inconscient nous découragerait à l'avance si on ne pensait pas à la relève des générations suivantes*[1]. »

---

1. *La cause des enfants, op. cit.*, p. 273.

Chapitre 9

La cause des adolescents

Le complexe du homard

« *La cause des enfants est ici considérée du point de vue des adolescents*[1]. »

Après avoir longuement développé les étapes majeures de l'enfance, après la publication de ses pensées et réflexions sur l'enfance dans son livre *La cause des enfants*, Dolto rédige trois ans plus tard *La cause des adolescents*. Ce livre est le dernier ouvrage qu'elle a écrit ; il est publié en octobre 1988, deux mois après sa mort. Cet essai se veut être un guide, il pose les questions essentielles pour accompagner l'adolescent dans « sa mort à l'enfance ».

Dans la logique doltoïenne, comment ne pas s'attendre à cette ultime castration avant l'entrée dans l'âge adulte ?

Dolto définit l'adolescence comme une phase de mutation aussi importante pour l'adolescent que peuvent l'être la naissance et les tout premiers jours de la vie pour un nouveau-né. L'adolescence n'est pas qu'une question d'âge,

© Groupe Eyrolles

---

1. DOLTO F., *La cause des adolescents*, Robert Laffont, 1988, p. 9.

elle n'est pas une simple transition, pas plus qu'une seule affaire de croissance et de transformation du corps.

L'adolescence est une période de grande fragilité personnelle : physique, psychologique et affective ; une période de sensibilité extrême, de remue-ménage et de bouleversements à tous les niveaux, y compris, bien sûr, pour ce qu'il en est de la structure psychique.

Des défenses se mettent en place pour pallier ce qui s'affaiblit, mais ces défenses affaiblissent en retour l'adolescent : ce sont des symptômes dépressifs, des replis pouvant aller jusqu'au sentiment paranoïaque, des conduites à risque, des rejets agressifs, des arrêts brutaux des investissements – scolaires, sportifs, musicaux… Un mode de défense sans défenses possibles qui place l'adolescent face à tous les dangers.

Pour montrer et nommer ce dénuement total de l'adolescent, Dolto a pris l'image du homard qui se cache sous les rochers pendant sa mue : « *Mais si, pendant qu'ils sont vulnérables, ils reçoivent des coups, ils sont blessés pour toujours, leur carapace recouvrira les cicatrices et ne les effacera pas*[1]. »

Dolto nomme cette métaphore « le complexe du homard ». Le mot « complexe » est à entendre exactement comme il l'est dans le « complexe » d'Œdipe, soit un ensemble qui contient plusieurs éléments ayant des rapports entre eux. Ces éléments sont difficiles à appréhender et à analyser. Par cette image, Dolto nous signifie que l'adolescence n'est pas une maladie, pas plus que ne l'est le complexe d'Œdipe ; il

---

1. *Ibid.*, p. 17.

n'y a pas à en guérir. Ce sont l'un et l'autre des moments décisifs, nécessaires, structurants et résolutoires. Mais douloureux, si ce n'est extrêmement douloureux.

S'il n'y a pas d'âge précis pour débuter l'adolescence, chacun y entrant à son rythme, elle s'aborde avec ce que chacun est déjà. En fonction de sa fragilité ou de ses forces, de ses blocages visibles et invisibles, de ses facilités ou handicaps, de son autonomie existante ou pas. Mais pour tous, une sensibilité aiguë pour le corps et ses images. Tous les propos, tous les regards, tout ce qui ressemble à un jugement fait mal. Tout est pris pour une vérité, à cette époque où l'être « *n'est ni Dieu, ni table, ni cuvette*[1] », à cette époque où il ne sait plus rien de lui.

Le narcissisme de base, le tout premier de la vie, est bousculé. Il peut même se renverser et l'adolescent, brutalement, se met à vivre « contre » lui. Comment être dans un corps que l'on ne connaît plus, comment prendre et comprendre ces sensations, ces sentiments nouveaux et déroutants ?

Aux yeux de l'adolescent, les parents cessent d'être une référence, c'est l'âge de l'infidélité à la famille, celui de la dispute par principe, l'âge de l'opposition ; les parents plus que quiconque sont ceux qui ne comprennent rien. La question est d'échapper au sentiment d'emprisonnement lié à la famille, et l'enfant qui grandit cherche alors ses modèles ailleurs. L'appui se fait désormais sur les autres « ados », ils sont aussi perdus que lui mais ils vivent la même chose et, à

© Groupe Eyrolles

---

1. *Ibid.*, p. 16.

leurs yeux, ils se ressemblent ; l'amitié devient la ressource par excellence, ce qui appelle à sortir de la maison.

Dolto pense que les adultes extérieurs à la famille sont les personnes les mieux placées pour encourager l'adolescent, ou pour l'aider s'il est découragé. Tout ce qui peut permettre à un adolescent de dépasser ses impuissances, tout ce qui le valorise et lui donne confiance en lui peut être reçu lorsque cela vient de l'extérieur ; à l'inverse lorsque ce sont les parents qui lui parlent, l'adolescent éprouve leurs propos comme intrusifs, il lui est intolérable d'avoir le sentiment d'être mis à nu par ses parents.

La mort à l'enfance

« Il faut penser la mort du corps pour pouvoir accéder à un autre niveau, celui du sujet de son désir qui n'est pas que de corps, mais de cœur et d'esprit, mais l'adolescent l'ignore[1]. »

Les adolescents n'ont pas encore de vie sexuelle, ils sortent de la période de latence qui correspond à la « mort » de l'enfant. C'est pourtant la vie sexuelle imaginaire qu'ils projettent pour bientôt qui les soutient par rapport à leurs malaises. C'est même cette énergie sexuelle, la libido génitale, qui leur donne la force et le courage de traverser ce qui s'amorce. Les adolescents doivent aller chercher de l'autre côté, hors de la famille et dans la réalité, une fille ou un garçon à aimer. Ce sentiment d'amour ou de camaraderie est un appui indispensable pour le psychisme. Simultanément, la peur de la sexualité les pousse vers des amitiés passion-

---

1. *Ibid.*, p. 85.

nées où cette sexualité est paradoxalement inenvisageable. Car le risque du premier amour est ressenti comme « la mort à l'enfance ».

Pour les jeunes adolescents, le sommeil s'agite. Apparaissent alors des cauchemars « où l'on tue, où l'on est tué ».

Ces cauchemars représentent le signe même du passage à l'adolescence effectué. Ils s'accompagnent de signes visibles : des « tics », une maladresse corporelle, une dysharmonie de croissance où bras et jambes traînent un peu partout. Impossible à éviter, tout cela est inhérent au développement, le corps et l'image du corps sont en complet remaniement.

« Aucun jeune ne peut passer le cap de l'adolescence sans avoir des idées de mort, puisqu'il faut qu'il meure à un mode de relations d'enfance[1]*. »*

Si nous retournons à ce que Dolto nous a transmis de l'élaboration de l'image du corps, nous comprenons le malaise de l'adolescent. Car l'adolescent retrouve ce vécu ancien conscient et inconscient, mêlé à de l'actuel également conscient et inconscient, mais cette fois, pour un devenir génital adulte. L'adolescent répète la période de sa naissance, il invente de nouvelles poésies, de nouveaux mots, une autre musique, tout ce qui peut faire « autre langage », mais s'il répète, c'est pour la mort de tout ce qui a été « avant ». Il cherche les moyens pour accomplir ce passage, ce saut de géant vers une sexualité et une intimité des corps à deux. La sexualité, pour se vivre, a maintenant

1. *Ibid.*, p. 85.

besoin d'un autre, un autre présent dans la réalité ; l'imaginaire ne suffit plus. Mais tout seul c'est compliqué, alors, le mieux pour aborder l'autre sexe, c'est d'être « en bande ».

Moment de tension, souligne Dolto. Car l'anxiété chez les parents est grande ; ils retrouvent les inquiétudes qu'eux-mêmes avaient à cet âge et risquent plus que jamais à ce moment de les transmettre à leurs enfants. Or, les adolescents sont comme les nouveau-nés au premier jour, ils sont sans structure ; un nouveau-né est assisté, aimé, protégé, l'adolescent ne veut plus rien de cela. Le nouveau-né perd son placenta pour naître à autre chose, l'adolescent meurt à l'enfance pour jouer sa vie et, parfois, pour jouer avec sa vie ; la protection ne peut plus être celle de la mère, pourquoi se préserver pour une vie qui a si peu d'intérêt ?

Le conflit des générations, nous dit Dolto, n'a plus lieu dans la confrontation, mais dans la fuite. L'échec scolaire, les fugues, l'alcool, la drogue sont autant de mauvais moyens que les adolescents inventent dans notre culture qui ne leur propose plus de rite d'initiation.

Que propose Dolto ?

Dolto propose un projet répondant à la tentation du danger, un projet qui permette à l'adolescent de mourir à l'enfance sans « agir » ce danger, une façon de se risquer dans le social et non dans son corps. La première étape serait la possibilité pour tous les adolescents de gagner un peu d'argent. On ne peut pas être « subventionné » par ses parents pour grandir.

De la même façon, Dolto demande des droits simples pour l'adolescent. Par exemple, le droit de recevoir son courrier

© Groupe Eyrolles

fermé, d'aller seul chez le médecin, d'avoir accès à la contraception, de choisir ses livres, ses distractions, ses amis... Elle demande le respect de son intimité, et le droit à l'autonomie que réclament son âge et sa position.

Dolto propose pour les jeunes un avenir « à inventer », où « *la responsabilité des parents, c'est de donner à l'enfant les armes pour se passer d'eux, les armes physiques, morales et technologiques d'un métier*[1] ».

Dolto, à la fin de son ouvrage *La cause des adolescents*, met en annexe le « petit guide de la future convention des droits de l'enfant ». Retenons l'article seize, article nommant les objectifs de l'éducation : « *L'éducation doit viser à favoriser l'épanouissement de la personnalité de l'enfant et le développement de ses dons, la préparation de l'enfant à une vie adulte active*[2]. »

Nous revenons ici à l'intérêt premier de Dolto, notre vie d'adulte prend appui sur notre construction d'enfant et d'adolescent.

© Groupe Eyrolles

---

1. *Ibid.*, p. 183.
2. *Ibid.*, p. 237.

Chapitre 10

Parlez-vous Dolto ?

Son langage

Françoise Dolto a inventé tout un langage, une façon de parler, ses propres mots.

Ce ne sont pas des mots savants ou sophistiqués. Ce sont des mots simples, naturels, issus du quotidien avec les petits et, de ce fait, relativement évidents à comprendre. Ils sont là pour dire et transmettre ce qui existait déjà avant elle, mais qui ne se parlait pas encore.

S'automaterner

Ce verbe est si ancré dans le langage courant et dans les manuels de puériculture que nous en oublions souvent son origine doltoïenne. L'enfant s'automaterne lorsqu'il fait lui-même ce que sa mère faisait pour lui auparavant.

Par exemple, porter la cuillère à sa bouche pour se nourrir ; se couvrir lorsqu'il a froid, se laver, s'habiller. L'enfant est devenu « capable de faire », cela indique la dynamique du « grandir », celle de progresser et de se séparer. La mère n'a plus besoin d'être là pour ce qui est acquis. Mais être capable de faire en s'automaternant, c'est faire pour soi, comme la mère le ferait. L'accent est mis aussi sur « faire attention à soi », sur la protection de soi que chacun se doit d'avoir pour soi-même. Un enfant s'automaterne dès l'âge de deux ou trois ans, pour les choses relatives à son corps et pour les choses de sa maison. Il s'autopaterne vers l'âge de six ans, âge auquel son autonomie permet que l'espace de la maison s'ouvre sur l'extérieur, dans une sécurité intérieure acquise.

Pour s'automaterner, il faut avoir été materné. Ce mot a été inventé aussi pour parler des enfants qui n'ont pu acquérir cette capacité. Car faute d'échanges langagiers et affectifs suffisants au cours des soins quotidiens reçus, les enfants ne peuvent apprendre à faire la différence entre ce qui est bon et ce qui est mauvais pour eux. Il peut en découler certains troubles qui nécessitent des soins thérapeutiques appropriés.

Mamaïser

Ce petit mot est sans doute la création la plus connue de Dolto.

Mamaïser, c'est rendre rassurant, protecteur comme l'est le maternel. C'est sécuriser une personne, un lieu, pour préparer une séparation tout en gardant la continuité intérieure avec la mère.

C'est la mère qui mamaïse, par sa parole, par l'échange. Avec l'enseignante par exemple, lorsque l'enfant qui rentre à l'école maternelle voit sa mère confiante parler avec la personne qui s'occupera de lui. C'est la condition *sine qua non* pour que l'enfant soit rassuré. Ces personnes introduites par la mère seront momentanément représentantes de la mère, et elles deviendront symboles d'une sécurité quasi équivalente. Alors, l'enfant peut rester lui-même, garder toutes ses potentialités créatrices vivantes, il n'est pas obligé de les mettre en sommeil jusqu'au moment de retrouver sa mère.

Dans « mamaïser », il y a donc à entendre aussi l'importance de se séparer de façon sécurisée pour peu à peu s'individuer, c'est-à-dire pouvoir exister entièrement sans sa mère.

« Mamaïser » a son pendant, un mot créé de manière identique et relatif au père : « papaïser ». Ce sont deux protections différentes, liées aux rôles respectifs du père et de la mère.

Ces rôles différents, ces protections différentes touchent des espaces de vie différents et, en conséquence, des sécurités différentes. Ces sécurités s'acquièrent en des temps différents, elles sont toutes deux indispensables au bon développement de l'enfant. Ce qui est autour de la mère, comme nous l'avons vu avec « s'automaterner », est plus interne et intérieur, donc plus précoce et touche l'espace « soi » et « juste autour de soi », quand on est petit. Ce qui est autour du père vient après dans le temps, ainsi que dans la construction personnelle ; c'est une sécurité « pour dehors », dans une collectivité élargie, pour des situations relationnelles d'enfant plus grand.

Prendre chair

Ce terme est parfois nommé « charnalisation », une notion extrêmement importante pour Dolto dans sa conception du sujet. Le sujet prend chair tout en se mettant à exister et existe tout en prenant chair. C'est ce moment sans mots, si ce n'est celui-ci que Dolto invente, pour nommer cette rencontre, celle de la conception, nécessaire pour que l'humain naisse. Cette prise de chair ne peut se faire sans que des mots vitaux et vivifiants ne l'accompagnent, des mots d'accueil et de vérité. Lorsque ces mots viennent à manquer, c'est le corps éventuellement qui exprimera ce manque par des troubles psychosomatiques.

S'escargoter

C'est la capacité à retourner sur soi, la capacité que le sujet mobilise pour se recentrer, se retrouver, pour ainsi assurer sa sécurité et sa continuité d'être. Pour aller ressentir sa « mêmeté » (voir le lexique, page 144). Il est question de retourner là où le sujet a construit son sentiment d'exister. Devant une épreuve trop intense ou trop précoce, c'est parfois la seule solution pour que le sujet ne vole pas en éclats.

Cohéser

Ce terme résulte de l'intrication de « cohésion » et de « cohérence », qui en dit long sur la force et la nécessité de ces deux valeurs dans la structuration et dans l'éducation de l'enfant. La cohésion indique le rapport de proximité à la mère, où celle-ci faisant corps avec son bébé est à même de sentir et de reconnaître qui il est. La cohérence sous-tend la fiabilité de ses actes. Par le préfixe « co- », Dolto insiste à nouveau sur la nécessité de la relation de l'enfant avec un adulte tutélaire sécurisant.

Allant devenant

Dolto fait ici référence au sujet qui est là mais qui doit aussi advenir : adulte en formation, conforme à ses désirs et à sa singularité. Elle associe souvent ce mot au « génie de son sexe », sous la forme « allant devenant dans le génie de son sexe ». Ce double mouvement, aller et devenir, indique que l'être est soutenu par la dynamique de la pulsion de vie, tout en étant marqué par les limites de son corps. Ces limites sont imposées à chacun et sans cesse référées au sexe qui est le sien. Limites du corps, mais aussi limites psychiques. Ce n'est pas la même chose pour le psychisme d'être de sexe masculin ou de sexe féminin. Le petit garçon est dans un « allant devenant » homme, la petite fille dans un « allant devenant » femme.

Le père-mère

Pour Dolto, un enfant a besoin de ses deux parents et chacun des deux a un rôle spécifique. « *Le père, c'est l'engendreur choisi par le sujet quand il s'est incarné dans le ventre de sa mère*[1]. » Pour Dolto, la place du père est essentielle. Elle veut le mettre à l'ordre du jour, en tout premier lieu parce que le père sépare, il fait tiers entre l'enfant et sa mère. Le père sépare l'enfant de sa mère, mais il sépare aussi la mère de son enfant. Sans cette double séparation, le face-à-face est comme un miroir où peut s'installer une dépendance aliénante. Cette place très symbolique du père est garante pour l'enfant de ses possibilités d'entendement et d'acceptation

---

1. DOLTO F., WINTER J.-P., *Les images, les mots, le corps, op. cit.*, p. 104.

des interdits. Dans ces temps de mouvance des places et rôles des hommes et des femmes, les pères ont de plus en plus participé aux soins des tout-petits. Il y a des avantages pour la mère, pour l'enfant et sans aucun doute pour le père. Pour autant, lorsque le père materne, il est un « père-mère ». Ce n'est pas mauvais en soi, c'est bien que le père le sache. Mais il faut aussi qu'il soit un père, dans le rôle du père, à d'autres moments de sa vie avec son enfant.

Nous pourrions continuer cette liste de petits mots touchants pour les parents et pour les enfants, il y a aussi : co-sa mère, co-son père – qui concernent l'époque où l'enfant n'est pas encore autonome psychiquement –, le moi-toi, advenir, s'individuer et tant d'autres.

À y regarder de plus près, nous nous apercevons que ces mots inventés sont tous frappés du sceau de la relation, de la dynamique de la vie et du corps. Petit ensemble que nous savons maintenant retrouver dans l'image inconsciente du corps.

Ses petites phrases

Il est toujours difficile de sortir une phrase de son contexte. Pour autant, l'œuvre de Dolto foisonne de petits slogans subversifs, à comprendre impérativement dans le « bon » sens qu'elle y mettait.

Elle l'a suffisamment répété, l'éducation est affaire de bon sens, et en principe les parents sont les mieux placés par rapport à leurs enfants.

Les paroles de Dolto sont elles-mêmes suffisamment sensées pour qu'on ne les détourne pas.

« *On n'est pas obligé d'être juste* »

Tout parent sait qu'il ne peut ni aimer ses enfants « pareil », ni être juste tout le temps et envers chacun. Il peut tout au plus tenter d'y croire, mais les enfants sont-ils dupes ?

Dolto osait dire tout haut cette vérité cachée. Aux parents, afin que ceux-ci perçoivent la réalité de leurs sentiments, de leurs actes et puissent être cohérents et responsables, par rapport à ces sentiments et actes. Qui obligerait à aimer « pareil » ses enfants ? Et pourquoi le faire croire ? Pourquoi ne pas dire : « Je t'aime pour telle chose, mais pas pour telle autre, et ton frère, je l'aime pour telle raison » ? Pourquoi ne pas donner la vérité des sentiments ? Elle osait le dire pareillement aux enfants, pour que ceux-ci puissent se renforcer, dans ces moments d'injustices ressenties, impossibles à éviter au cours de l'enfance. « Oui, tu as raison, le monde n'est pas juste. » Et là, l'enfant apprend qu'il n'est pas la cause de l'injustice, qu'il n'a pas à s'en rendre coupable ou à se dévaloriser. Il découvre la vie, malgré la blessure, mais sans être atteint dans son intégrité.

Que ce soit aux parents ou aux enfants, l'essentiel est de ne pas cacher le côté « normal » des rivalités fraternelles. Ainsi comprises, on sait même qu'elles peuvent être structurantes. Ne pas cacher que, dans une famille, les sentiments sont capricieux et ambivalents. Mentir, tricher, faire croire que tout est beau et tout le temps serait aller à l'encontre du respect dû à l'enfant. Et sans ce respect de la vérité sur la complexité des sentiments humains, la solitude est déréalisante.

« *Une éducation ratée est une éducation réussie* »

Étrangement, cette phrase est souvent retournée en son inverse : « Une éducation réussie est une éducation ratée. » Proposée sous cette forme, elle induit une image d'opposition de principe chez Dolto, qui n'était en rien sa façon de dire ou de faire.

Si Dolto s'insurgeait contre les normes éducatives de l'époque qui demandaient la conformité à chacun, qui ne prenaient en compte ni les spécificités, ni les différences, ni les richesses créatives liées à ces différences, son propos n'était pas de choquer. Elle ne s'en indignait pas, mais elle savait qu'elle choquait, elle savait que ses propos étaient trop nouveaux.

Dolto souhaitait plutôt faire prendre conscience de la véritable valeur de tout être. De cette valeur qui apparaît, lorsqu'on laisse à l'être la liberté de découvrir qui il est, la liberté aussi de l'exprimer. De cette valeur, aussi, qui se manifeste lorsqu'on lui donne les moyens de vivre en accord avec ce qu'il est.

Elle insistait vivement sur la force décuplée liée à la mise en commun de ses richesses, plutôt que de les restreindre par la conformité.

C'est ainsi que s'entend cette assertion : « *Une éducation ratée est une éducation réussie.* » Dolto s'adresse là aussi bien aux parents qu'aux éducateurs, et elle signifie qu'une éducation est, d'une certaine manière, toujours décevante, donc toujours ratée.

Elle est décevante pour les parents, elle l'est également pour les enfants. Les parents n'obtiennent jamais les résultats escomptés, attendus de leur travail de parents. Il y a une discordance entre ce qu'ils ont fait, ce qu'ils voulaient et ce qui apparaît chez leurs enfants une fois adultes.

Et cela est une réussite ! Bien sûr, car les enfants ont pu interagir, ils ont pu devenir chacun ce qu'ils avaient à devenir. Ils sont en accord avec l'être qu'ils étaient au départ de leur vie, sans doute ont-ils été respectés et accompagnés dans leurs choix. Sans doute leurs parents ont-ils eu cette disponibilité pour les laisser être ce qu'ils avaient à être.

Car éduquer son enfant – la parole de Dolto va toujours dans ce sens –, ce n'est pas induire chez lui les désirs de ses parents, ni vouloir que l'enfant se comporte comme les adultes, c'est au contraire l'accompagner et lui permettre d'assumer ses désirs, toujours en tenant compte de son niveau de développement, dans la limite de ses droits.

Supposons qu'un parent attende de son enfant qu'il soit sportif, musicien et avocat. Si l'enfant devient sportif, musicien et avocat, qui est devenu cet être, si ce n'est quelqu'un dressé pour devenir ce que l'on attend de lui, où est passé celui qu'il aurait dû être ?

De la même façon, les enfants ne peuvent qu'être déçus. « *Aux yeux des enfants, on rate toujours* », disait Dolto. C'est vrai, les enfants ont été frustrés, ils n'ont pas eu tout ce qu'ils auraient voulu avoir, ni en amour, ni en attention, ni même matériellement. Mais s'ils avaient tout eu, comment auraient-ils su ce qu'ils voulaient, comment auraient-ils trouvé l'idée, le désir, la curiosité pour aller chercher à l'extérieur, hors de la maison, hors de la famille ? Comment auraient-ils trouvé ce qui n'était pas chez eux, ce qui leur a permis de s'épanouir et de découvrir la vie ? Comment se seraient-ils différenciés des membres de leur famille, s'il y avait tout eu chez eux ?

Qu'elle parle aux enfants ou aux parents, Dolto est ici plutôt pacifiante et conciliante. Elle autorise et reconnaît comme également humaines toutes les bizarreries, les étrangetés de comportement ou de personnalité, elle réhabilite ces enfants qui ne sont plus admis nulle part.

Une éducation ratée, telle que Dolto la conçoit, est une éducation réussie parce que l'enfant qui est devenu adulte se reconnaît dans ce qu'il est devenu, il n'est pas seulement conforme à une demande parentale. Cet enfant devenu adulte est même capable de prendre des décisions qui ne conviennent pas à sa famille, capable aussi de les assumer. « *Un des renoncements majeurs de l'enfant serait de renoncer à faire plaisir aux parents* », « *les enfants ne sont pas là pour faire plaisir aux adultes, mais pour leur faire honneur en réussissant dans leur vie*[1]. » L'enfant devenu adulte montre ainsi qu'il n'a plus besoin d'éducateur, il est alors en passe de le devenir à son tour, pour un autre. Mais retenons aussi que, aux yeux de Dolto, une éducation réussie est une éducation où l'on fait cas des autres.

---

1. DOLTO F., LÉVY D.-M., *Parler juste aux enfants*, *op. cit.*, p. 42 et p. 45.

« *L'enfant n'est pas la priorité du couple* »

Voilà sans doute, de la part de celle qui fait entendre haut et fort les enfants, une pensée qui, vue de loin, pourrait surprendre.

Mais si nous suivons Dolto, nous savons parfaitement que l'enfant n'est pas et ne doit pas être la priorité du couple. Il n'a pas à être non plus l'être central de la famille. Pour qu'un enfant puisse grandir sainement, il doit avoir une écoute, recevoir de l'affection, il a droit à une éducation, à une place, mais il doit surtout être à *sa* place. Le couple préexiste à l'enfant, et cette vie doit être maintenue en priorité, l'enfant ne peut rester qu'à la périphérie de ce couple.

Il est fondamental, nous l'avons compris, que l'enfant soit au centre de l'écoute, mais une écoute « de lui ». Et, si c'est fondamental pour son développement, il ne peut pourtant être au centre des préoccupations du couple. Par cette assertion, nous comprenons que c'est le respect des places de chacun qui permet l'équilibre de l'enfant, ainsi que son enracinement dans sa triangulation père-mère-enfant.

L'enfant est égal aux adultes, certes, mais il n'est pas dans la même relation que celle que les adultes ont entre eux. Comme nous le dit Dolto, l'enfant n'est ni le compagnon de sa mère ni son nounours, pas plus qu'il n'est le petit soldat de son père, ou une « chose » qui permet à celui-ci de s'affirmer. Le couple est là d'abord, l'enfant arrive de cette vie amoureuse et sexuelle, il est indispensable pour l'enfant qu'il soit un intérêt extérieur à cette vie amoureuse et sexuelle. L'adulte doit être tourné vers les adultes de sa classe d'âge et aider son petit à advenir lui-même, tourné vers les autres de sa propre classe d'âge. C'est dans cette configuration que chacun, trouvant sa place dans la famille, peut mener sa vie en accord avec ce qu'il est : père, fils ou mère et être en accord avec ce qu'il a à faire.

Chapitre 11

Ce que Françoise Dolto n'a pas dit

Elle n'a jamais dit qu'il fallait tout dire aux enfants

Il faut dire à l'enfant la vérité. La vérité dont dépendent son être et son devenir.

Ainsi, l'enfant doit connaître ses origines, la réalité de son histoire, de sa naissance, celle de sa filiation. Tout enfant en a absolument besoin pour grandir. La vérité la plus proche, quelque chose sur le chemin de la vérité, surtout pas hors de ces sentiers-là. Il doit connaître aussi la vérité de son identité sexuée.

Avant Dolto, un enfant adopté, un enfant dont les parents étaient divorcés, un enfant dont le père était en prison, par exemple, ou d'autres encore, pris dans des histoires dramatiques, n'avaient droit qu'au silence... Il n'y avait aucune parole sur leur histoire. La norme était alors celle du non-dit, faisant trou, flou, absence de repères dans leur histoire personnelle. Pour protéger l'enfant ou pour protéger l'adulte ? Quel était l'enjeu ?

Mais comment protéger un enfant si on ne lui donne pas le premier moyen d'assumer sa propre vie ? Et quel est ce moyen s'il n'est pas la connaissance même de la vérité ? Il arrivait parfois, souvent, que ces enfants grandissant dans le non-dit découvrent par hasard cette vérité cachée. Les effets mutilants, inquiétants, traumatisants étaient de mise.

Cette connaissance acquise sous cette forme brutale laisse l'enfant seul face à quelque chose qu'il ne devrait pas savoir, quelque chose qui pourtant le concerne, quelque chose qui est lui. Par ce mode, la vérité, au lieu d'être constructive – ce qu'elle aurait été au départ de la vie de l'enfant –, prend une allure mortifère, scindant le monde interne de l'enfant, déjà fragilisé par le non-dit dans lequel il a grandi. Qui plus est, l'enfant perd la confiance qu'il avait en l'adulte et dont il a tant besoin pour s'aventurer dans le monde.

Aucun être humain ne peut se construire sans connaître ses racines, pas plus qu'il ne peut dépasser ses traumatismes s'il n'y a pas accès par la parole, parole qui se doit d'être reçue d'une personne de confiance. Le mensonge ou le non-dit sont plus douloureux que la plus douloureuse des vérités.

Dolto travaillait avec des enfants de l'Assistance publique et jusqu'à la fin de sa vie avec des enfants de la DDASS[1]. Elle a tout de suite pris conscience que, quelle que soit la gravité de la vie d'un enfant, lorsqu'on lui donne des paroles vraies sur son histoire, on lui rend en même temps la possibilité de trouver une dynamique pour accepter la vie qui est la sienne et se construire avec. Quelle que soit sa vie, c'est celle avec laquelle il a à faire. Si on le prive de cette vérité, il ne peut faire avec sa vie.

---

1. Direction départementale des affaires sanitaires et sociales.

© Groupe Eyrolles

Une vérité qui concerne la vie d'un enfant est pour lui une assise fondamentale, l'en priver est une façon de l'amputer. Il s'agit, Dolto l'a clairement exprimé, des vérités structurantes pour tout un chacun, qui s'avèrent déstructurantes si elles sont manquantes.

Certains parents ont entendu qu'il fallait *tout* dire à leurs enfants. Alors, ils racontent leurs soucis, les raisons de leurs disputes, leurs difficultés de vie. Ils parlent à leur enfant comme à un confident, pensant sincèrement que celui-ci peut, ou même doit, tout entendre.

Mais l'enfant ne peut ni tout entendre ni tout porter.

Les enfants sont tous, et malgré eux, des éponges. Ils deviennent de véritables thérapeutes de leurs parents, lorsqu'ils sont intégrés dans ces discours qui ne se rapportent pas à eux. Ils tentent alors de soulager, d'apaiser leur père, leur mère ou les tensions entre eux, ils changent de place et modifient leur propre trajectoire de vie, ils y laissent l'énergie dont ils ont besoin pour grandir.

Il est possible de dire à un enfant la vérité de ces moments qui ne s'adressent pas à lui : « Je suis occupée, triste, en colère, ça n'a rien à voir avec toi », mais il est inutile et insensé de tout dire à son enfant.

Dire la vérité, c'est dire la vérité qui concerne l'enfant, celle dont il a besoin pour grandir.

L'enfant-roi

Cette notion particulière, non pas psychanalytique mais aujourd'hui sociale, représente sans doute, et malheureusement, un des problèmes les plus épineux au regard de la compréhension et de la reconnaissance réelle de la valeur de l'œuvre de Dolto.

Un grand nombre de malentendus, de mauvaises interprétations, de déformations négatives des propos de Dolto ont contribué à lui adresser des reproches qui seraient non fondés si ses paroles et écrits avaient été accueillis – *stricto sensu* – dans leurs vérités. Nombreux sont ceux qui ont transformé le « sujet à part entière » en un être qui n'a que des droits, à commencer par celui de tout recevoir. Dolto est pourtant mille fois revenue sur cet étrange enfant-roi, que certains lui ont parfois attribué au point de la rendre responsable de l'avoir « fabriqué ».

Il est possible que la première génération de parents « Dolto », la dernière à avoir été élevée dans le « dressage » – en tant qu'enfant –, ait pu abuser d'une liberté mal comprise, transformée en permissivité extrême. Cette génération est aussi celle qui a eu des enfants conçus avec la contraception, des enfants « désirés », voire convoités. L'enfant « objet de plaisir », tel un objet de consommation, est un écueil dont les effets sont prévisibles, notamment sur le sentiment de toute-puissance qui en résulte pour l'enfant.

Néanmoins, Dolto insistera toute sa vie (son œuvre et sa théorie le confirment) : il y a une loi, une loi universelle qui doit se faire entendre, qui doit s'inscrire chez tous, cette loi est la loi de la castration. L'être humain ne s'humanise, ne s'éduque, ne se civilise que par ces castrations reçues des adultes tutélaires qui l'élèvent, eux-mêmes reconnaissant et respectant ces lois.

Ces castrations, comme nous l'avons déjà expliqué[1], sont des opérations symboliques qui concernent les pulsions à l'état « brut ». Le désir, qui est aussi la vitalité de ces pulsions et donc puissance de vie, est à repérer chez chaque enfant, à respecter comme représentant de son « être unique » et participant de son cheminement propre. Si tout enfant est déterminé par ses désirs, il l'est encore plus par la force de son désir ; mais aucun enfant ne trouve la direction de sa vie par la satisfaction systématique de ses désirs, pas plus qu'il ne peut se construire sans la castration de ses pulsions. Le désir est à entendre, mais la pulsion doit être castrée ; le désir est à entendre, mais les limites pour agir son désir doivent être posées. La force du désir est maintenue si la castration est donnée humainement et au bon moment. On ne sèvre pas un nourrisson à trois jours, pas plus qu'on ne demande la propreté sphinctérienne à six mois. Il n'est jamais « mal » de désirer, puisque désirer est ce qui permet la créativité ; ce qui est mauvais, c'est de mettre en acte tous ses désirs, c'est n'avoir personne pour les limiter. Être éduqué, c'est avancer vers soi, c'est connaître son désir et respecter les limites qui sont imposées ; être éduqué, ce n'est pas être soumis à la violence des pulsions brutes. Voilà ce que Dolto n'a cessé de rappeler en toutes circonstances : tout enfant a droit à une éducation humanisante, ses parents ont ce devoir-là envers lui.

---

1. Voir le chapitre 5 page 61.

© Groupe Eyrolles

L'enfant-roi est sans doute issu des castrations mal données, voire pas données du tout, l'axe central des castrations, encore une fois, étant de valider le désir, non de le satisfaire. Castrations peu ou pas données, lorsque les parents hésitent, quelles qu'en soient les raisons. Lorsqu'ils souffrent eux-mêmes de dire non à leur enfant, lorsqu'ils acceptent de négocier, et de négocier aussi les interdits ; mais l'enfant grandit et sa demande grandit pareillement. Le « non » qui n'a pas été installé à temps ne fait plus sens, ni loi. L'enfant croit alors qu'il décide tout et tout le temps, il s'octroie une pleine puissance sur ses parents, se sent tout pouvoir sur ses désirs et sur la vie.

La castration n'a pas eu lieu, l'ordre ne peut s'installer. L'enfant ne peut plus apprendre à maîtriser ses pulsions qui sont d'un autre temps ; à défaut il tente de maîtriser ses parents. Il est aliéné à un désir qui ne peut plus se reconnaître ni se satisfaire, c'est un désir qui n'a plus de forme. Alors, l'angoisse est forte, l'angoisse de dominer ceux qui sont là pour l'aider à grandir, lui qui se sent si fragile face à la vie. L'angoisse de n'avoir pas de repères dans ce monde méconnu. Quelles solutions lui reste-t-il si ce n'est tyranniser en retour ceux qui ne lui ont pas donné les limites ? Quelles solutions lui reste-t-il, à lui qui est si seul avec son pouvoir ?

Avec Dolto, il est question des droits de l'enfant, des droits qu'il peut assumer en fonction de son âge, il n'est pas question de tous les droits. L'enfant-roi est un enfant qui souffre de n'avoir pas eu le cadre, les limites, les castrations pour contenir ses désirs et, partant, se découvrir.

L'enfant-roi n'est pas l'enfant dont nous parle Dolto, il n'est pas l'enfant tel qu'elle nous incite à l'élever, soit un enfant qui est entendu, respecté, éduqué et qui alors est capable de conjuguer ses désirs avec les limites de la réalité.

Dolto a pleinement insisté sur la nécessité de mettre des mots et du sens, or l'absence de limites est l'envers du sens, la permissivité à tous crins est négation du sens. L'enfant dont nous parle Dolto ne devient pas un enfant-roi, il est au contraire celui qui est accompagné et soutenu par le verbe, tel qu'il puisse accepter les limites, conditions du développement humain épanoui, condition du bien-être chez l'enfant, pour devenir un adulte libre de penser et libre par ses forces créatrices.

Conclusion

L'œuvre de Françoise Dolto est immense. Presque incernable, tant les effets et implications dans les domaines qui touchent à la petite enfance et aux sciences humaines n'ont pas fini de produire leurs fruits.

Ce ne sont pas seulement sa théorie, sa pratique, son génie de clinicienne pour certains, sa toute-puissance apparentée à de la sorcellerie pour d'autres, qui sont ici en question. C'est la révolution qui, après la révolution freudienne, devait advenir, celle que Dolto met en œuvre : « la révolution des petits pas ».

La vie et l'œuvre de Dolto couvrent le XXᵉ siècle et, comme pour toute découverte essentielle, le contexte historique et social a sa place.

« En psychanalyse, tout était encore à déchiffrer, on ne savait pas faire avec les tout-petits[1]. »

Dans cette liberté qui la caractérise, elle avance en « *suivant son intuition*[2] », elle s'appuie sur le transfert que Freud a

---

1. *La cause des enfants*, *op. cit.*, p. 251.
2. *Ibid.*, p. 252.

découvert, elle le repère et l'utilise dans les cures avec les patients enfants[1].

Dolto entend l'inconscient, le reçoit, le fait surgir, elle « est » dans l'inconscient de ses patients. Et elle apprend. Elle apprend de ceux qu'elle écoute et entend. Conditions nécessaires pour être ensuite entendue à son tour.

Ce faisant, elle ouvre les portes de cet autre continent noir que représente le monde psychique de l'enfance. Que l'on en soit fasciné, séduit ou dérangé, il n'y a plus de retour en arrière possible.

Nous savons maintenant que l'enfant est bien plus qu'un corps de besoins. Qu'il se construit du développement de ce corps toujours en lien à un autre, ce qui lui permet d'être dans son désir et plus largement dans son désir de vivre. Nous savons donc que l'enfant ressent, entend, pense, souffre, nous savons qu'il parle.

Le comprendre avec ce que la psychanalyse nous enseigne, c'est dire que cela se passe en famille, c'est dire que si les liens sont structurants, l'enfant peut aussi être malade de ces mêmes liens. Le savoir, le prendre en compte, c'est là aussi une révolution. Une révolution de la vie quotidienne des enfants et la possibilité de soins adaptés, quand cela s'avère nécessaire.

---

1. Nous sommes juste après le moment des « controverses » entre Anna Freud et Mélanie Klein qui défendent chacune une conception différente de la psychanalyse d'enfants, particulièrement autour du transfert possible avec les enfants.

Dolto sait que les résistances à la psychanalyse sont là, fallait-il les braver ou se taire ? Les effets en seront-ils bénéfiques ou au contraire ? Elle s'expose, traverse les obstacles, supporte les reproches qui viennent de tous côtés, mais elle choisit la vie au risque de la parole, elle opte pour la prévention et la transmission.

Dolto est la première psychanalyste à avoir pris une telle place, que ce soit dans le milieu analytique, dans le monde social ou dans les médias. Mais sa cause avant toute autre est celle de la psychanalyse. Si elle n'hésite pas à communiquer ses recherches, à rendre compte de ses multiples expériences et découvertes, c'est parce qu'elle estime que la véritable révolution est celle que Freud nous a apportée : la découverte de la psychanalyse. Pour Dolto, la psychanalyse a un rôle essentiel à jouer dans la société, c'est par la psychanalyse que nous est apportée la compréhension de l'humanisation, condition d'une humanité.

Pourrions-nous nous attendre à un petit manuel de prescriptions « à la Dolto », des conseils ou des avertissements à l'usage des parents ? Si tel était le cas, il faudrait reprendre son œuvre, la retravailler.

Car Dolto, la plus loquace des psychanalystes, n'avait pas de conseil à donner. Elle savait qu'elle exprimait *sa* vérité, par contre, elle avait une demande : que chaque être humain soit respecté et que l'enfant soit vu comme un être humain. Alors, tout se déroule naturellement, l'enfant doit être écouté pour ce qu'il est : toujours unique et différent. Notre communauté à tous, notre richesse, c'est d'être inscrits et de participer à un langage qui nous permet de dire la vie.

De tout temps, il y a eu des enfants ; être parent, c'est vieux comme le monde. Françoise Dolto, pourtant, reconsidère la question et, en ces temps actuels si étrangement habités par l'enfant, sans doute est-il nécessaire de la relire.

Bibliographie

DOLTO Françoise,

Les chemins de l'éducation, Gallimard, Folio Essais, 2000.

C'est la parole qui fait vivre, Gallimard, 1999.

Les étapes majeures de l'enfance, Gallimard, Folio Essais, 1998.

Le sentiment de soi, Gallimard, 1997.

La difficulté de vivre, Gallimard, 1995.

(en collaboration avec Colette Percheminier), *Correspondance (1913-1958)*, Hatier, 1991.

(en collaboration avec Alain et Colette Manier), *Autoportrait d'une psychanalyste (1934-1988)*, Le Seuil, 1989.

(en collaboration avec Inès Angelino), *Quand les parents se séparent*, Le Seuil, 1988.

(en collaboration avec Jean-François Sauverzac), *Inconscients et destins, Séminaire de psychanalyse d'enfants*, tome 3, Le Seuil, 1988.

La cause des adolescents, Robert Laffont, 1988.

(en collaboration avec Jean-François Sauverzac), *Dialogues québécois*, Le Seuil, 1987.

Solitude, Vertiges du Nord-Carrère, 1987.

Enfances (photographies d'Alecio de Andrade), Le Seuil, 1986.

La cause des enfants, Robert Laffont, 1985, Le Livre de poche, 1986.

(en collaboration avec Jean-François Sauverzac), *Séminaire de psychanalyse d'enfants*, tome 2, Le Seuil, 1985, coll. Points Essais, 1991.

L'image inconsciente du corps, Le Seuil, 1984.

Sexualité féminine, Scarabée et compagnie/A.M. Métailié, 1982.

Tout est langage, Vertiges du Nord-Carrère, 1982.

(en collaboration avec Louis Caldaguès), *Séminaire de psychanalyse d'enfants*, tome 1, Le Seuil, 1982, coll. Points Essais, 1991.

Au jeu du désir. Essais cliniques, Le Seuil, 1981.

Lorsque l'enfant paraît, tomes 1/2/3, Le Seuil, 1977, 1978, 1979, tomes 1/2/5 reliés.

L'échec scolaire, Pocket, 1990.

Psychanalyse et pédiatrie, Le Seuil, 1971, coll. Points Essais, 1976.

Le cas Dominique, Le Seuil, coll. Le champ freudien, 1971, coll. Points Essais, 1974.

DOLTO Françoise, LÉVY Danielle-Marie, *Parler juste aux enfants*, Mercure de France, 2002.

DOLTO Françoise, WINTER Jean-Pierre, *Les images, les mots, le corps*, Gallimard, 2002.

Lexique

Advenir : « *Wo es war, soll Ich werden* », disait Freud. Là où le « ça » était, le Je – sujet de l'inconscient – doit advenir. Dolto insiste sur la nécessité de permettre à ce sujet de grandir en accord avec ce qu'il était au départ de sa vie.

Castration(s) : Les castrations sont des épreuves que tous les êtres humains traversent au cours de leur développement psychique ; moments de mutation, leurs effets doivent être symboligènes.

Continuité : Nécessaire à la survie physique et psychique de l'enfant, la continuité se constitue du continuum sensoriel de l'enfant associé aux paroles sécurisantes de sa mère.

Désir : Indissociable du sujet et du langage, le désir est pour Dolto la condition même de la vie. Le désir spécifie l'être humain en le dégageant du seul besoin et confirme aussi bien son inscription dans le langage – fonction symbolique.

Devoirs : Selon Dolto, tout parent a le devoir de donner à son enfant une éducation humanisante.

Dressage : Le dressage, qui ne tient compte que du corps et de ses besoins – oubliant les désirs et le langage –, ne peut mener à une éducation humanisante.

Humanisante : Associée pour Dolto à l'éducation, une éducation humanisante est la clé pour une civilisation enrichie de l'unicité de chacun. Une éducation humanisante respecte l'enfant et ce qu'il est, mais lui donne aussi les interdits indispensables à sa structuration.

Image du corps : Elle se construit de l'histoire du sujet en lien étroit avec la mère, puis avec les autres personnages de sa famille ; elle se remanie tout au long de la vie.

Interdits : Ils sont fondamentaux pour le développement de l'enfant. Ils doivent être verbalisés explicitement à chaque moment de castration, par exemple : l'interdit « du sein » lors de la castration orale. La façon dont les interdits sont donnés doit permettre l'accès aux effets symboligènes de la castration – interdit du cannibalisme pour cette même castration.

Langage : Pour Dolto, tout être humain est d'emblée être de langage, dont le désir le plus puissant est celui de communiquer. « Tout est langage », car tout fait sens et peut servir à renouer avec ceux qui semblent le plus absents à l'échange.

Mêmeté : C'est un sentiment de soi qui permet de se reconnaître « le même » bien que les situations extérieures changent. La mêmeté est plus profondément la perception même de son existence au monde.

Parler vrai : Par cette expression, Dolto souligne la vérité due à chaque enfant, ainsi que la nécessité de relation authentique et soutenante. Une parole « vraie » a toujours un effet pour celui à qui elle s'adresse.

Pulsion : Point limite entre le psychisme et le corps, la pulsion prend sa source dans le corps, elle cherche un objet – par exemple le sein – pour atteindre son but – satisfaction – par apaisement de la tension – physique et psychique.

Triangulation : Tous les êtres humains ont un père et une mère – deux géniteurs connus ou inconnus – et tous se construisent dans cette relation précoce père-mère-enfant.

Cette triangulation donne ainsi à l'enfant la possibilité de quitter la relation de fusion à sa mère.

S'individuer : De castration en castration, l'être humain se sépare, il devient « lui », se différencie de sa mère et découvre son unicité.

Sujet : Le sujet pour Dolto est « toujours déjà là », animé de son propre désir de vivre. Mais il est aussi sujet à part entière, constamment dans le langage et la communication.

Symboligène : Lorsque la castration libère les capacités créatrices du sujet, on parle d'effets symboligènes de celle-ci.

Symbolique : Est dit « symbolique » ce qui appartient à la loi de l'espèce.

Symbolisés : Le désir et le plaisir interdits se transforment par le langage.